羽のない天使たちへ

摂食障害の病理と治療

著

窪田　三樹男

窪田　庸　子

星　和　書　店

Seiwa Shoten Publishers

2-5 Kamitakaido 1-Chome
Suginamiku Tokyo 168-0074, Japan

推薦のことば

真生会 富山病院 心療内科
明橋　大二

この書物は、富山県でも一、二の基幹総合病院で長年精神科医として勤務し、平成二十一年五月に亡くなられた窪田三樹男先生による、摂食障害に関する最初で最後の著作である。

窪田先生は、日頃から摂食障害の診療に精力的に取り組まれ、ご一緒した症例検討会ではいつも摂食障害のケースを出されていた。

その患者理解の深さ、経験の豊かさ、そして患者に注ぐ愛情の深さに、いつも感銘を受け、「関係学」をバックボーンにした独自の精神病理学とともに、ぜひこれは、どこかできちんと今までの仕事をまとめて本にしていただきたいと、関係者すべてが願っていたと思う。

しかし、病に倒れられ、療養の甲斐なく亡くなられたと聞き、氏を失った悲しみとともに、氏の蓄積された、摂食障害についての叡知もまた永遠に失われたと、慨嘆せずにおれなかった。

ところが、それから一年ほど経ったある会の席上、遺稿があると聞き、それが奥様の尽力と出版社の協力によって出版される見込みと聞いて驚いた。

原稿を見せていただいたとき、窪田先生の生前の姿が彷彿とするようで、このような形で、先生の仕事が残されたことを心から喜ばずにおれない。

摂食障害は、周知のごとく、一九六〇年代から増え始め、今も増加の一途をたどっている精神身体疾患である。今までさまざまな治療法が工夫されてきているものの、決め手となるものはなく、息の長い治療が、本人にも家族にも、治療者にも必要とされる。

最近はむしろ、薬物療法の隆盛と相まって、本格的に摂食障害と向き合ってその本質を理解しようとする治療態度は、むしろ少なくなってきているのではないかと思う。

摂食障害の本質は、氏も書かれている通り、単に体重が増えたとか減ったとか、食事が摂れたとか摂れないとか、という問題ではない。その背景にある、自己評価の極端な低さと、それをカバーしようとして行う、(結果として)間違った対処行動が、摂食障害の本質である。

その本質への理解と対応なくして、単に体重が増えたから外出を許可しましょう、退院しましょう、という治療では、全く無意味とは言わぬまでも、摂食障害の本当の治癒にはつながらないであろう。

窪田先生はそんな中で、徹底的に患者の言葉に耳を傾け、その患者理解に基づいて、治療的な工夫をさまざまに凝らされてきた。

この著作には、まさにその「智恵」と「勇気」のエッセンスが凝縮されていると思う。

窪田先生はその一方で、家族に対しては、多くの場合、決して優しい治療者ではなかった。患者を支えているのは、家族であり、その家族のサポートなしには患者の治療を進めることは難しい。もう少し家族を支えることも必要ではと思うこともあったが、この本を読むと、それもやはり、患者に何とかよくなってほしいという熱意の現れだったのだなと思う。

さて、この本の読み方について、読者の便宜のために、一言添えておきたい。

氏の理論は、本来、「関係学」という松村康平氏の創始した理論がバックボーンとなっている。そのために、文章の中には、ある意味強迫的、あるいは煩瑣と思えるところもなくはない。

理論が好きな読者は、順番に読み進めていただいたらよいであろうし、そういう文章になじまない方は、症例提示を中心に読み進めていっていただいてもよいと思う。

そこには、氏の理論に基づいた、実際のやりとりが生き生きと描かれているし、それを読むだけでも、摂食障害の本質を理解することが可能だと思う。

また、Ⅱ部、Ⅲ部に関しては、当事者、あるいは家族にとっては、少々つらいと感ずる著述も少なくない。しかしそれは、氏が上から目線で患者や家族を分析したというよりは、抱える困難を解決するために、まず現状を徹底的に見つめる必要があると思ったからだと思う。

それがわかるのは、第Ⅳ部の治療編であろう。ここには、いままで積み上げてきた理論をもとに氏が工夫してきた治療のエッセンスが述べられており、まさに窪田臨床の真骨頂があらわれている。「負の回廊」「虚の回廊」「舞台裏での治療」「生命の対話」などのキーワードは、すぐにでも明日の診療に役立つ内容と思われる。

時間のない人は、まずここから読み進め、必要に応じて、Ⅱ部，Ⅲ部を参照する、という読み方もあると思う。

治療のやりとりを見ると、治療者が少し語りすぎでないかと思われる向きもあるだろうが、特に最近の若年の患者では、このようなある意味「説教療法」とも言えるような能動的な言葉かけが必要であり、安心感を与えると考えられてのことだと思う。

いずれにせよ、もちろんこれが摂食障害の唯一の治療ではないし、異論反論もあるだろう。

しかし、一人の愛にあふれた治療者が生涯かけて取り組んだ摂食障害の治療の記録は、われわれにとって、かけがえのない財産となるに間違いない。

最後に、浅学の身ながら、窪田先生の仕事の素晴らしさを最も身近に見聞きしていた一人として、このような文章を書かせていただいたことを御容赦いただきたい。

謹んで、この書の発刊を心から祝い、窪田先生の遺志を、少しでも、摂食障害の患者家族の幸せのために生かすことを誓いたい。

はじめに

本書は、摂食障害を、患者や家族の人格構造、患者の家族や同世代者との関係、患者の身体や食べ物との関係から把握し、治療の可能性を追及するものである。

摂食障害は、単に「食べる」「食べない」といった摂食にまつわる病理ではなく、「パーソナリティ障害を基盤にして生じてくる心理身体的な疾患である」と本書はとらえている。その理由は後に詳述するが、結論を先に述べれば、「食べないこと」や「無茶食いすること」あるいは「吐くこと」は、「否定的な自己像」を持ち、「言葉」でもって人と心を通い合わせることがうまくできない患者が、「心理的な苦悩をそのような行為でもって解消しようとする行動化である」ととらえるからである。

摂食障害の患者は、演技性と反社会性、強迫性と境界性、そして自己愛性と回避性と依存性を持つと考えられる。患者の両親の一方は演技性を持ち、もう一方は強迫性を持つ。そして、両親は共に自己愛性と回避性と依存性を持つ。本書ではこの親たちを総称的に、それぞれ「演技的な親」（109ページ）「強迫的な親」（111ページ）と呼ぶことにする。反社会性や境界性が両親に見られることがあり、両親に見られないときは、祖父母の誰かにそれらが見られることがある。

摂食障害の患者は、家庭では、演技的な親とは自分も演技的な「格好だけの親子関係」を構造化し、「甘え」を満たすことができないできた。そのため患者は、自分が「居ても居なくてもよい存在」なのではないかと危惧しながら、「よい子にしていたら何々をあげる」といった、演技的な親が示す交換条件的な愛に生きてきた。また、自分も強迫的な側面を持つ患者は、強迫的な親に叱られて否定され無視されることに脅えながら、親の顔色をうかがいつつ、「頼り合う関係」を構造化してきた。あるいは、仕事に一心不乱に没頭しているか、手のかかる他の子どもに気をとられている強迫的な親に、無視され放置される形になり、「頼りたい！」という願いを募らせながらも、不満感と自尊心から、「意地になってひとり生きる」ことによって強迫的な親に反発し続けてきた。そのため、いずれの場合も患者は、子ども時代に「自由な体験」を持つことができず、それによってもたらされる「知恵」と「勇気」を自分に積むことができなかった。

また、演技的な親と強迫的な親は、人格的特性が互いに異なっており、安定した夫婦関係を持つことがなかった。そのため、家族の睦み合いが生じず、家族は皆ばらばらになっていった。そのとき、自他に理想を求める境界性を持つ患者は、「この家がよくあってほしい」と願った。しかし、それを得るためにどうしたらよいかわからなかった患者は、努力を積み重ねても行き詰まりやすく、むなしい結果になった。しかも、そのような患者を、演技的な親は回避し、強迫的な親は無視・否定してきた。そのため、「うまくやれない自分」にも「わかってくれないまわり」にも幻滅した患者は、「いつかこの家から出たい」と強く思うようになった。

しかし、学校では、演技的な八方美人をふるまいながら人に合わせるか、慎んで退くか、あるいは自己愛的な上下の関係を維持するか、敬遠する関係しか持ってこなかった患者であった。そのため、患者は、家を離れてひとりで社会に入ってやっていくことを考えると、「うまくやれない自分」に行き当たらざるを得なかった。それは、演技してうわべばかり整えてきた実力不足の自分には自信を持つことができなかったし、親たちに期待はずれを体験してきた患者は、世間の人々を信用してよいかどうかわからなかったからである。あるいは、誰かの面倒を見るだけの器量が自分にあると思えなかったからである。

そのため、患者は、そこで、これまで以上に親に頼らないのか頼るのか、あるいは新たな対象としての異性に頼らないのか頼るのか、そしてまたそれまで以上に家族の調和を求めるのか家と決別するのか、という選択を迫られた。しかし、いずれにしても自信が持てなかった患者は、不安に満ちた世間の現実に入ることができず、自分が紡ぎ出す幻想の世界に生きるようになった。それは、痩せることや学業やスポーツなどで物事を達成することができる有為な自分であることを人の目に示し続け、それを自己満足的に確認する生き方か、あるいは、ひきこもって食べ続けることで自分を満たそうとする生き方であった。

このとき、能動性や受動性の違い、すなわち人格的態勢の相違によって、不食か大食かという食行動の相違が生じてくるようである。すなわち、神経性無食欲症の制限型は、自分に頼り、親にも異性にも頼ろうとせず、不食に陥る。神経性無食欲症の無茶食い／排出型は、自分に頼ろうとするが、それをやり通すことができず、親または異性に頼らずにおこうとする動機と頼ろうとする動機とで揺れ動き、不食と大食の繰り返しに陥る。神経性大食症は、自分を頼みにすることができず、親または異性に頼ろうとし、大食に陥る。また、演技性と自己愛性のいずれの人格的傾向が優勢であるかによって、自己顕示的態度をとるか禁欲主義的態度をとるかの相違が生じてくるようである。そして、強迫性と回避性のいずれが優勢であるかによって、達成主義的に物事に取り組もうとするか、あるいはひきこもるかの相違が生じてくるようである。さらには、境界性における人格的水準の違いによって、神経症水準、境界例水準、あるいは精神病水準で疾患が推移し、病態水準が異なってくるようである。このため、摂食障害は、現象的に実に多様な様相を呈することになる（摂食障害の類型については、xページの表を参照）。

摂食障害の患者たちは、治療を求めながらも、「言いたいけれど、言えない」「信じたいけれど、信じられない」という特有の矛盾を抱えている。そのため、治療者が十分に信頼に足る人物であるかどうか、期待はずれでないかどうかを試す。そのやり方は、制限型は、終始無言であることによって治療者の能力を測る。無茶食い／排出型は、絶望の気配や手がかりをわずかばかり示すことによって、治療者がそれに着目して話を引き出す力を持つかどうか、本気で自分にかかわってくれようとするかどうかを見極めようとする。排出型は、数限りない嘘とねじ曲げた事実とを織り交ぜて治療者をだまし、巻き込んで利用しようとする。非排出型は、自分の中身のなさが治療者に「わかられてしまうこと」を恐れ、ほとんど何もしゃべらないが、言わないままに自分が求めている救いを治療者に「わかってもらうこと」を期待する。治療は、秘密主義（150ページ）という迷宮に治療者を招待するために患者が提供した「負の回廊」（173ページ）、または「虚の回廊」（175ページ）を歩むことによって行われる。そして、歩きながら、患者に信頼と愛と創造が何であるかを教え、それが確かにあることを知らしめ、患者がその三つをわがものとして「本当の天使（7ページ）を生きる自分」を動機づけるものとなる。

治療の方向は、患者があるがままの現実の自他を許して認め、そこから理想に向かって這い上がっていき、人に支援することができるようになっていくことを支えることにある。それは、患者の境界的な理想主義を解決に導く作業である。また、問題の解消を求める回避的な「弱い、間違ったやさしさ」（76ページ）を「強い、賢いやさしさ」に変えるため、現実を体験させて、それがもたらす知恵と勇気とを患者に積ませ、問題の解決を志向するように方向づける。さらには、面倒を見たり見られたりしようとする依存性を解決するために、自由の喜びに気づかせ、自立を目指すことを動機づける。そして自己愛的なファンタジーは、それを創造へと結びつけるため、患者に生きる力を与える必要がある。それは、必要であれば抑うつ気分を薬物療法的に治すことであり、生きる意味を教えることである。また、強迫性は、絶対的なものや完璧なものへの忠実性を活かすために、患者の「やさしさの面倒見」（77ページ）に結びつけ、悲惨な状態にある自分と人と環境とを救うためのものに方向づける。そして、反社会性は、これが患者をして自他に悪をなさしめるのであるが、それは、与えられてしかるべきものが与えられなかったことに大いに由来しており、患者の正当な要求は肯定されるべきであることを、患者にも両親にも理解させる必要がある。その上で、反社会性は、それを自分の悪徳のために用いるのではなく、自他を反社会的な悪徳から守るための武器や防具として用いる意義に、すなわち美徳に気づかせる。最後に、演技性は、楽をして見せかけでしかないものを本物として自他を誤認させるためにではなく、自分の内面の目に見えない真実を目に見える形に反映させることのために用いるべく方向づける。それは、患者の「やさしさの面倒見」を、それを求めている人にそれと気づかせる目的を持つ。

著者は、本書で完璧を期すことは望めない。なぜなら、ここで取り上げた症例は、著者が日常の診療行為で体験した患者に限定されていて、例えば吐くことのない大食症の患者は取り上げることができなかったからである。また、可能な限り学究的な態度をとるべく努めたが、大部分の時間を一臨床医として過ごし、研究者としての経歴に乏しい著者は、学問的な手続きに不慣れである。また、いくつかの重要な先行研究を見落としている可能性もある。その不手際や非礼は、あらかじめおわびしておきたい。むしろ、本書を土台にして多くの方々と情報を交換し、研鑽に努め、摂食障害をより深く理解し、よりよい治療のあり方を模索したいと願っている。そして、本書を世に送り出そうとするのは、摂食障害を病む患者とその家族に特有の深刻な問題に直面し、摂食障害が解決されていくために可能な限りの貢献をしたいと願ったからである。また、著者の臨床体験のかなりの部分が摂食障害の診療活動にあてられてきて、患者たちと同時代に生き合わせ、共に生きてきたといってよい事実を記録しておきたいと願ったからである。そして何よりも、「摂食障害を病む他の患者たちが少しでも救われてほしい」という願いを込めて自分の問題に取り組んできた患者たちの姿勢に強く感動してきたことをここに表明したかったのである。

窪田　三樹男

摂食障害（Eating Disorders）の類型	
Ⅰ　神経性無食欲症（Anorexia Nervosa）	
1　制限型	痩せ願望、肥満恐怖、body image の障害、無月経。 規則的に無茶食いや排出行動（自己誘発性嘔吐、または下剤、利尿剤、または浣腸の誤った使用）を行ったことがない。
2　無茶食い／排出型	痩せ願望、肥満恐怖、body image の障害、無月経。 規則的に無茶食いや排出行動（自己誘発性嘔吐、または下剤、利尿剤、または浣腸の誤った使用）を行ったことがある。
Ⅱ　神経性大食症（Bulimia Nervosa）	
1　排出型	体型および体重の影響を過剰に受けた自己評価。 無茶食いの繰り返し、不適切な代償行動（自己誘発性嘔吐、または下剤、利尿剤、または浣腸の誤った使用、絶食、または過剰な運動）を繰り返す。
2　非排出型	体型および体重の影響を過剰に受けた自己評価。 無茶食いの繰り返し、絶食または過剰な運動などの不適切な代償行動を行ったことがあるが、定期的に自己誘発性嘔吐、または下剤、利尿剤、または浣腸の誤った使用はしたことがない。

●目次

推薦のことば　明橋大二　iii
はじめに　ix
摂食障害（Eating Disorders）の類型　xvi
「心の殻から出て人々の中で成長を遂げてください」
羽のない天使たち（摂食障害の子どもたち）への手紙　xxxiii
家族へのメッセージ　xxxviii

第Ⅰ部　摂食障害の病理

第1章　発症の仕組み　3
1　発症の契機　3
(1)　裏切られ体験　3
(2)　いじめられ体験　4

(3) 否定され体験 4
2 発症の仕方……5
(1) 現実嫌悪と空想嗜好 5
(2) 自分の殻の中にひきこもる 6
(3) 空想の世界に逃げ込む 6
(4) 空想の世界を現実化しようとする 7
3 「よい子」の天使主義―神経性無食欲症に顕著な傾向……7
(1) 自分の理想どおりにしようとする 8
a 親を自分の理想どおりにしようとする b 自分を自分の理想どおりにしようとする
(2) 活かされない親切心 11
a ひとり合点的な親切心 b 見返りを求める親切心
(3) 自己否定に終わる天使主義 13
(4) むなしい努力 14
a 痩せてもむなしい b 親はわかってくれない c よい子にしていても報われない
4 「悪い子」の悪魔主義―神経性大食症に顕著な傾向……15
(1) 空想的なゲーム感覚で現実を生きる 16
(2) 人のせいにする悪魔主義 17

(3)「悪い子」になって親にかまわせ子ども時代を取り戻そうとする　17
(4)結局は救われない悪魔主義　18
a　空想はいつしか覚めていく　b「悪い子」を生き自己否定感を募らせる
c　汚い世渡りをする偽善者の自分を嫌悪する

第2章　症状の意味……21

1　拒食と痩せ願望……21
(1)自己肯定願望と拒食　21
a　境界性の痩せと革命志向　b　自己愛性の痩せと劣等感　c　演技性の痩せと身体的表現
d　回避性の痩せと戦線離脱　e　依存性の痩せと変な甘え　f　強迫性の痩せと罪悪感
(2)自己否定衝動と拒食　29
2　過食と肥満恐怖……30
(1)苦痛を忘れさせる過食　30
a　自分への期待はずれ感と過食　b　親への期待はずれ感と過食
c　むなしさを忘れるための過食　d　寂しさを忘れるための過食　e　疲れを忘れるための過食
(2)肥満と自己否定　32
a　肥満と自己否定　b　肥満と見捨てられ不安　c　汚い食欲による汚い肥満

3　食べ吐きとごまかし……33
(1)　吐くと気持ちがスッキリする　33
a　気休めのために吐く　b　吐くことで悪魔からも天使からも解放される
(2)　身体の中に「ドロドロ」が溜まっているから吐く　34
a　情けなくて大食いする　b　吐くために食べる
4　汚い自分の汚い食欲と汚い身体というとらえ方……35
(1)　創造ではなくごまかしのための汚い食欲　35
(2)　痩せて異性に依存して生きていこうとするゴミのように汚い自分　36
5　寂しさ……36
(1)　自分から退く寂しさ　37
(2)　自分から見捨てる寂しさ　37
(3)　味方がいない寂しさ　37
6　不安と強迫症状……38
(1)　代償としての強迫行為　38
(2)　強迫的防衛の破綻とパニック　38
(3)　違うことばかりやっている　39

7　満たされない依存……39
(1) 人間関係を積み上げていく大切さに気づかない　39
(2) 人に依存したがる弱い自分　40
8　調子（テンション）の波……40
9　怒りの爆発……41
(1) 期待感を裏切る自分に怒る　41
(2) 怒りから自己破壊的な行動に走る　42
(3) 相手の嘘・ごまかしと身勝手さに怒る　42
(4) 家族をよくしようとして怒る　42
10　リストカット……43
(1) 自己懲罰としてのリストカット　43
(2) 自己満足としてのリストカット　46
(3) 救難信号としてのリストカット　47
(4) ガス抜きとしてのリストカット　48
(5) 後で罪悪感に陥るリストカット　50

第II部　患者の人格傾向

第1章　患者の人格傾向……53

1　摂食障害四類型の特徴……53

（1）制限型　53

（2）無茶食い／排出型　54

（3）排出型　54

（4）非排出型　55

2　妄想性と被害念慮……56

（1）投影同一視による猜疑心　56

（2）人が自分をけなす、脅す　57

（3）期待感と被害者意識　57

（4）恨みを忘れない　58

3　シゾイド性と孤立……58

（1）孤立しやすさ　58

（2）アレキシサイミア（感情失読症）　59

4　失調型性と関係念慮……60
5　反社会性と自己洗脳……60
(1)「間違ったやさしさ」から嘘をつく　61
(2) 盗む　61
(3) アンフェアな自分　62
(4) 自分で自分を洗脳する　62
6　境界性と見捨てられ不安……63
(1)「見捨てられ不安」「見捨て」「裏腹な行動」　63
(2) 足踏み状態　63
(3) 置いていかれる不安と焦り　64
(4) ひとりぼっち感　64
7　演技性と外見……65
(1) 外見に気がとられて中身がおろそかになる　65
(2) 人の目を意識する　66
(3) 性的に誘惑的または挑発的　66
(4)「ひとりぼっち」の自分　67

8　自己愛性と自己満足……67
(1) 空想の世界でひとりよがりする　68
(2) 苦渋に満ちた現実を忘れるために空想の世界で酔う　68
(3)「負けている」という思いと反発心　69
(4) 特別扱いされたがる理由　70
(5)「間違ったプライド」　70
(6) 反省を妨げる反発心　71

9　回避性と弱い自分……72
(1) マイナス思考　72
(2) よけいな気遣いをして遠慮する　72
(3) その資格がないと考える　73
(4) 回避と代償行為　74
(5) 批判精神　75
(6)「間違ったやさしさ」　76
(7) 加害者意識と被害者意識　76

10　依存性と「面倒見」……77
(1)　面倒を見る型の依存と面倒を見てもらう型の依存　78
(2)　「よけいな気遣い」と「間違った甘え」　78
(3)　空想上の全能感と現実の無能感　79
11　強迫性と潔癖性……80
(1)　純粋志向性　80
(2)　完璧主義　80
(3)　許さない正義感　81
(4)　罪悪感と似非倫理　82
(5)　代償行為としての強迫　82

第2章　否定的な自己像（低い自己評価）……85

1　自分の存在と判断に自信がない……85
(1)　存在基盤の脆弱性　85
(2)　判断基準の脆弱性　86
2　中身にも外見にも自信がない……88

3　傷つくことを恐れての不信感……89
4　生きることの無意味感……90
(1)　虚無感　90
(2)　居ても居なくてもよい自分　91
(3)　マイナス存在の自分　91
5　仲間はずれ感……93
(1)　「見捨て」と「見捨てられ」　93
(2)　対立を嫌って退く　93
(3)　マイナス思考から退く　94
6　「変な子」意識……95
7　子どもみたいな自分……97
(1)　わがままな甘えん坊　97
(2)　性役割がこなせない自分　97
第3章　三つある自分……99
1　「この自分」……99

2　「もうひとりの自分」……102
3　「本当の自分」……104

第Ⅲ部　患者の対人関係

第1章　家族との関係……109
1　両親の人格傾向……109
(1) 演技的な親　109
a　演技的な親の格好つけと弱み　b　ひとりぼっちを生きる演技的な親
(2) 強迫的な親　111
a　取り越し苦労とその世代間伝達　b　強迫的な自己防衛
(3) 反社会性　113
a　嘘・ごまかし　b　親役割を果たさない両親
(4) 境界性　115
a　演技的な親の境界性　b　強迫的な親の境界性
(5) 自己愛性　117
a　演技的な親の自己愛性　b　強迫的な親の自己愛性

(6) 回避性 119
a 演技的な親の回避性　b 強迫的な親の回避性
(7) 依存性 120
a 演技的な親の依存性　b 強迫的な親の依存性
2 両親の夫婦関係……121
(1) 対立する両親 121
a 噛み合わない夫婦関係　b 攻撃的自己防衛をし合って対立する両親
(2) 両親の対立に恐怖する患者 123
3 患者の両親との関係……125
(1) 患者に対する親のさまざまな類型 125
a 統制型の演技的な親　b 放置型の演技的な親　c 統制型の強迫的な親
d お節介型の強迫的な親　e 放置型の強迫的な親　f 贖罪型の強迫的な親
(2) 患者と親の間に存在する問題点 129
a 信頼がない　b 愛がない――慈しむ愛がわからない両親と何が愛かわからない患者
c 子育てがない　d わかり合いがない――一方的なコミュニケーションと「言えない」患者
4 患者の同胞との関係……136
(1) 世渡りということ 136
(2) ドロドロ感という否定的な感情 137

第2章　同世代者との関係 …… 139
1　人との関係を築いていくことの難しさ …… 139
(1) ひとり合点のひとり相撲　139
(2) 三角関係的人間関係　140
(3) まわりからひとり浮く患者　140
(4) 創造的な関係を知らない　141
2　平和主義、競争主義、不戦主義 …… 142
(1) 平和主義　142
a　本音と反発心が内心渦を巻く　b　破壊的な自分の葛藤
(2) 競争主義　144
a　悔しさを他者にぶつける　b　人に勝つことで自己満足を得ようとする
(3) 不戦主義　146
3　性役割態度 …… 147
(1) 性を担うことの拒否　147
(2) 女らしく、または、男らしく見せかける　148
(3) 異性との関係　148
4　秘密主義 …… 150

(1) 劣等感や優越感を隠す 151
(2) 見せかけの関係 153
(3) 秘密主義がもたらす問題点 154
a 正体がばれる不安 b 解決の道を閉ざす
5 「やさしさの面倒見」……157

第3章 世間との関係……159

第Ⅳ部 摂食障害の治療

第1章 実際の治療の前に……163
1 受診の動機……163
2 四類型がそれぞれに期待する治療者の対応……166
3 摂食障害の治療手順……168
●治療メモ 「本当の自分」と「この自分」の分離への対応 168
●治療メモ 治療関係 169

●治療メモ　個別主義から協調体制への移行（家族関係において）　169
●治療メモ　新しい自分の新しい生き方　170
●治療メモ　関係学の観点からとらえた「治る」ということ　170

第2章　治療の実際……173
1　患者の期待感に沿う……173
(1)「負の回廊」を手探りで歩む　173
(2)「虚の回廊」に誘われたふりをする　175
(3)「舞台裏」での治療　176
2　身勝手なファンタジーの解決……179
(1) 治療の中心的課題　179
(2) 治療の方向性　180
(3)「むなしい天使主義」と「むなしい悪魔主義」の解決　182
(4)「生命の対話」をすること　191
3　親子コミュニケーションの改善……198
(1)「間違ったやさしさ」への対処　198

(2) 翻訳者としての治療者 206
4 問題行動への対処……211
(1) 自分の女性性への蔑視 211
(2) 「欲しい!欲しい!モード」 213
(3) リストカット 214
5 同世代者との真の交流……215
(1) 「変人」とは「ユニークな人」のことをいう 215
(2) 痩せることで同世代者に差をつける必要性がなくなる 216
あとがきにかえて 221

「心の殻から出て人々の中で成長を遂げてください」
羽のない天使たち（摂食障害の子どもたち）への手紙

羽のない天使たちへ

あなたの課題は、次のもののようです。

まず、**自分を愛せる自分になりたい**について。

「私は人に愛される自信のないダメな子です」とあなたは言うが、にもかかわらず、あるいはそうであるからこそ、あなたは愛される。なぜなら、「よいものをたくさん持っているから愛される」という考えは間違いであり、**「ダメだからこそ愛される」**のだからです。

「よいものを持った子」は、確かに人々に賞賛され、人々に求められるでしょう。しかし、それは、愛されているのではありません。その子の持つすてきなものが人々に求められているのです。

「愛す」とは、そのような行為ではありません。**「愛す」とは、「あなたが人々に求められるような存**

在になる」ことに手を貸そうとする意思であり、行為なのです。その行為は、あなたが幸せになることを目的として行われます。そして、そうしたい人々は常にいるのです。「その人々がどのような人であるか」ということをしっかりと見極めて、少しずつ愛されながら、愛が何なのかを知っていくことが、あなたに求められているのだと私は思います。

フィフティフィフティだとか、ギブアンドテイクだとか、そのような物々交換的な「まがいものの愛」に陥ってはいけません。それらは「不信」を土台とする悪魔的な取引でしかありません。愛とは無償のものです。そこであなたが要求されるものは何もありません。なぜなら、**「あなたが幸せになると私は幸せになる」**からです。あなたが幸せになることのほかは何ひとつ求められることがありません。それが、愛の行為なのです。

コロコロと相手次第で変わってしまう自分から、しっかりとした自分になりたいについて。

これは、相手次第で自分をコントロールして「よい子」を完璧に演じる自分から、相手に惑わされることのない「芯」を持った自分になる、というテーマです。そのような自分になるには、いろいろな性格の人がその性格の違いにもかかわらず理解し合い、協調し合って生きていることを、**自分も「そこ」に参加して、体験して、自分に取り込んでいくこと**が必要になります。心を閉ざして眺めているだけでは、自分のものになりません。注意すべきは、その人々の関係が馴れ合いなのか、それとも対等な人間関係なのか、ということです。対等なものであればそこには遠慮がなく、しかもきちんとした配慮性があり、その人々によって常に何か**新しいものが創造されている**ことでしょう。その中に入れば、あなたは自分の判断でいろいろな自分を選び分け、使い分けて、適切に人々や物事に対応する人になっていくと思われます。それが、あなたの求める臨機応変というものです。そのような自分とは、自分本位でも身勝手でもなく、かといって人に追従するでもなく迎合するでもない、自分の中にあるいろいろな自分を**統合する自分**です。

以上を成就するためには、あなたは**多くの人と「人間的な交流」を持つこと**が必要になります。それによって、自分と人とを信頼することができる自分が生まれてくるのです。「恐れ」はあるでしょう。しかし、**勇気を奮い起こして人を求めてください**。そして、小心で臆病な自分を包み込み、支えてくれ、力を貸してくれる人を求めてください。ひとりではできないことも、ふたりならできる。できれば自信がつき、自分の力でやりたくなり、意思的に行動することができる自分に誇りが湧いてきます。

心ある人を求めるには、まずはあなたの両親と同世代の人々とのかかわりから始めるのがよいと思います。おそらく、それはあなたにとって最も困難なこと（だった）でしょう。しかし、**怖がらずにゆっくりと始めてください。**その人々との関係は、支配と追従ではなく、無視と否定でもなく、先に述べた「無償の愛」によって成立します。その疑似的な親子関係に包まれて、**タテの信頼感**を培ってください。そこであなたは受け止められ、支えられ、理解され、励まされて、自発的な自分になっていき、自律的な自分になっていくでしょう。そして、あなたがそのようになっていくことを、その人々は喜び、あなたの成長を喜んでくれるその人々に、あなたもまた、心からの満足と喜びを感じることになります。

それがうまくいったら（ときには、それと並行するかもしれませんが）、あなたは同世代の人々との真の交流が持てるようになるでしょう。それは、気持ちの通じ合う、互いを大切にし合う、姉妹や兄弟といった同胞的な関係です。そこでは、**ヨコの信頼感**を培ってください。そこにこそ、上でもなければ下でもない、互いを尊重した対等な人間関係が生じるからです。

この体験を持てば、あなたは、真に独立した**自立した人間への道**を見出すと、私は思います。

注意事項としては、以下の項目をあげておこうと思います。

まずは、**挑戦**してください。あなたの感性で物事を確かめてみるのです。しかし、「大きすぎるヘマ」はしないでください。あなたは活動的になると、その人柄からして「迷走する」かもしれません。そのときの自分がその状態になっていることに気がついたら、その時点でしっかりと自分にストップをかけてください。**突っ走るのはいけません**。そして、「ヤケッパチな行動」や「衝動的な行動」は極力慎みなさい。何がどうだろうと、「自分を見下した行動」は、決してとってはなりません。

次に、自分の心の中に何かの願望が生じたら、**その行動や行為の結果、「何がどうなる？」**ということについて想像（イマジネーション）を働かせる練習を努めてしてみてください。マイナス思考でもなくプラス思考でもなく、冷静に自分の願望そのものを点検するのです。**シミュレーション―内省―行動―反省**を繰り返し、物事に上達していってください。それがリアリズムというものです。

家族へのメッセージ

Ⅰ　人間関係の悩み

1　心の交流が薄く、乏しい親子関係

厳しい言い方になりますが、それにはそれなりの理由が両親の側にあって、母親か父親のいずれかまたはその両者が、子どもの心にあまり目を向けていないようです。例えば、仕事にばかり目が行っている、とか、具体的な物事や出来事にばかり目がとられていて、その背後にある子どもの心の動きには十分に気が行っていない・いなかった、可能性があります。

その一方、子どもの側が、たまたまひどく敏感で、しかも自己抑制が強力な生まれつきであるような場合、そのような子どもは家族の不和や問題事などを過敏に察知してしまい、「親に負担をかけまい」と強く意識し、そのため、「自分の願いごとはみずから抑制してしまう」ようです。そのような人柄なのだと思います。

その結果、家族の問題などが解消されていて、表面上は、何ごともないかのようになる。そして、そのような子どものあり方は、一見、手のかからない「よい子」に見える結果になり、心の交流の乏しさを強化していくことになるのではないか、と思います。

2 「見捨てられている」という思いと「寂しい」心

しかし、子ども本人は、「自分のほうに（親から）目を向けてもらえていない」と感じるので、やがて「見捨てられている」と認識し、これが、「特有の寂しさ」となって、子どもの心を支配してしまうのではないかと思います。

なぜなら、子どもの自己犠牲と自己奉仕とによって「家族の問題」が解消されているし、そのような子どもは、「よい子」なので親の目には問題がないかのように見えるから、結局は目が向かなくなっていくのです。だから、「見捨てられている」と子どもが感じるのは、理由のないことではないと思えます。

3　子どもの持つ「否定的な自己像」と、「言葉」でもって人と心を通い合わせることがうまくできないこと

このような親子関係が継続的に維持されていくと、あたかも見捨てているかのようになっていますし、そもそも子どもは、自己抑制が強力なので不満や希望をあまり口にしませんし、たとえ、限界がきて子どもがそれらを口にしても、しばしば、その表し方は乏しいか過剰かのいずれかになりやすく、親の側は見過ごしてしまったり驚いてしまったりして、なだめるだけに終わったり、非難したり批判したりして、子どもを抑制してしまいがちになるかもしれません。

そのため、子どもは、「否定的な自己のイメージ」を自己に貼りつけてしまうようです。そして、結局は「言葉が通じない」ので、さらに心を語らない子になっていくようです。

4　痩せることとの意味

このため、人と心の交流ができず、寂しさに悩み苦しむ子どもは、自分に振り向いてほしいので、「言葉」ではなく「身体」を用いるようになります。本来は「心と心の交流」が求められていながら、「人」と「自分」との間に「身体」を割り込ませて、身体を痩せさせることで「悩んでいるんだよ!」とアピールし、目を向けてもらおうとするのではないかと考えられます。

Ⅱ　子どもの現在の悩み・不安・恐怖

①「受け止めてもらいたい」、でも、「拒否されるのではないか」と恐れて、受け止めてほしい気持ちを表現できない。なぜなら愛される自信がない。否定的な自分であることを自分でもよく知っているから。

②誰かに「甘え」てしまうと、とめどもなくなるのではないかと心配し、「怖い」。甘えを口にできない。むしろ、そうしてほしい人には、逆につっけんどんな態度や無関心な態度すらとってしまい、結局は、そのような自分やそうしてしまう自分に悩む。

③自分のどこが悪いのだろう、それを見つけて治したい。

Ⅲ　してはいけないこと、してあげること

1　してはいけないこと—「評価的な態度」はとらないこと

①気持ちは、絶対に否定してはならない。バカにしたり、見下したりしてはいけない。ただし、行動は、しっかりと監視する。いけないことは、絶対に阻止する！

②「してあげること」の正反対なことはしない。受け流したり無視したりしないこと。

2 してあげること―「理解的な態度」をとること

①常に目を向けてあげる、気にかけてあげること。「見捨てて」などいないことの証明のために、「寂しい心」を温かく包んであげるためにも。

②子どもは、本当は自分の心を人に聴いてもらいたいのに、言うと、その人にどう思われるか、非難・否定されるのではないか、と不安で心を開くことができず、悩む。警戒心が強い。このように、子どもは自分の気持ちをなかなか言葉にできないので、根気よく待ってあげること。

③「その気持ち、わかるよ」というメッセージを送ってあげること。ただし、本当にわかったことだけ、または感じたことだけ。

④子どもは、心が「ホッ」となることを必要としている。子どもの「心」を許容してあげること。それがまた、心から愛し、慈しんでいることの証明になる。

第Ⅰ部　摂食障害の病理

摂食障害は、単に「食べる」「食べない」といった摂食にまつわる病理ではなく、「パーソナリティ障害を基盤にして生じてくる心理身体的な疾患である」と本書はとらえている。

本書は4部に分け、第Ⅰ部、第Ⅱ部、第Ⅲ部はおもに摂食障害の病理編に、第Ⅳ部は治療編にあてる。

第Ⅰ部では、摂食障害の病理について、発症の仕組みと症状の意味という側面から解明を試みる。第1章「発症の仕組み」では、発症の契機、発症の仕方、神経性無食欲症に顕著な傾向である患者の天使主義、および神経性大食症に顕著な傾向である悪魔主義について述べる。次いで第2章では、拒食と過食、食べ吐きなどのさまざまな「症状の意味」を患者の人格傾向の観点から検討する。

なお、発症の基盤となる患者の人格傾向および対人関係については、次の第Ⅱ部と第Ⅲ部で詳細に検討することとする。

症例では、「　」は患者の発言、〈　〉は治療者の発言を表す。

第1章　発症の仕組み

1　発症の契機

摂食障害の発症には、その契機となる状況因を見て取ることができる。それらは以下に述べる「裏切られ体験」「いじめられ体験」「否定され体験」である。

(1)　裏切られ体験

両親に依存できない状況のもとで、同胞や教師などの親代わりの誰かに患者が依存している場合がある。その誰かとの関係で、ある患者は面倒を見られる型の依存を、ある患者は面倒を見る型の依存を行っている。摂食障害患者にとって、人を「信じる」とは、その人に「頼ってよい」と思うことであるが、患者は一旦人を信じると、その人が全面的に自分の面倒を見てくれる、あるいは相手がそうしてもらいたがっていると信じて疑わず、相手の気持ちを配慮しない。しかし、患者のそのような距離感のなさは、相手には重く感じられ、関係が崩壊し、患者は、「信じていたのに裏切られた」という被害者意識を抱く。

(2) いじめられ体験

何かつらいことがあったとき、「自分への間違ったやさしさ」（76ページ）を発動させる患者は、自分の問題は棚に上げ、自分を被害者として位置づける。それが文字どおりの「いじめ」でない限り、ここでいう「いじめられ体験」は、自分に端を発する問題があり、不快な反応が人々から自分に返ってきて自分が苦しまねばならなくなるものを指す。

(3) 否定され体験

後述するように（21〜30ページ）、痩せることの意味は多様で複雑であるが、デブという外見への否定は、中身に自信がない患者の存在を全否定するものになる。そのため、自己肯定感を得る必要に迫られた患者は、中身で勝負せず、皆がそれに価値を置く「痩せ」を追求し、同世代の女の子と外見のスマートさを競うようになる。痩せれば、それを達成することができた自分に肯定感を覚えることができ、空疎な中身が痩せた格好よい外見で隠蔽され、人の目から遮断されると思うからである。

2　発症の仕方

患者は、発症と同時に自己愛的な空想の世界（68ページ）にひきこもる。現実を回避して空想の世界にひきこもることをもって発症する。それは、患者が現実の世界では何もうまくやれないことの代償として、空想の世界で自己満足を追求するものである、と考えられる。ある患者は、自分が痩せようとしたことについて、「身体だけが唯一自分の思うようにできるものだと気がついた」と説明する。人とも物ともうまくやれない患者は、自分の身体だけが自分の思うようにできるものだと思ったのである。そして、自分の現実を認めたくない変なプライド（70ページ）を持つ患者は、自分の中身には取り組まず、身体に取り組み始めるのである。

(1)　現実嫌悪と空想嗜好

患者が現実を嫌悪するのは、それまでの両親と自分の現実が期待を裏切るものだったからである（125～135ページ）。また、親子関係から「自分は不要な存在だ」と思った患者は、現実のどこにも安心の居場所を見出すことができなかったからである。親子関係で自己愛が適切に満たされてこなかったと考えられる患者は、病的に空想に浸る傾向を持つ。

(2)　自分の殻の中にひきこもる

患者がひきこもるのは、「自分の存在は不要だ」という感覚を持ち、それを周囲に投影して、「お前は居なくてよい」と言われているように思うからである。そして、期待はずれな自分に落ち込み、誰も自分に親身になってくれないと思う孤立無援感を抱き、退屈な現実を人に合わせて生きていくことに疲労するからである。そして、その上に、裏切られ体験やいじめられ体験や否定され体験に遭遇した患者は、自分を守ろうとして自分の殻の中にひきこもる。自分の殻とは、自分の弱みを人の目から隠して身を守ろうとする、秘密主義（150ページ）の殻のことである。

(3)　空想の世界に逃げ込む

苦痛な現実を生きるのがいやな患者は、自分の殻の中にひきこもり、空想の世界を生きようとする。患者が空想の世界を必要とするのは、患者を取り巻く現実の世界が苦痛に満ちていたからであるが、苦痛に満ちた現実の世界とは、とりもなおさず、自分自身のことで手いっぱいで夫婦関係や子育てが十分にできない両親のあり方であった。

(4) 空想の世界を現実化しようとする

苦痛な現実を中和するために空想を展開する患者は、発症後、さらに歩を進めて、自分の空想を現実化しようとし、親と自分をよくしようとする（8〜9ページ）か、親への依存を実現しようとする（15ページ）。前者は主として神経性無食欲症に見られ、後者は主として神経性大食症に見られる。

3　「よい子」の天使主義――神経性無食欲症に顕著な傾向

「天使主義」とは、つらい思いをしている人に深く思い入れ、その人の苦しみを癒そうとするものをいう。これは、「よい子」を生きる患者が、自他の苦痛な現実をよいものにしようとして奮闘するものである。しかし、それは、自他のいやな現実を自分の理想にもっていこうとするものであり、患者はこのとき、「それは違う」「現実には存在しない」とわかっていても自分の夢を生きようとする。このようなあり方をする自分を、患者は、「天使」と認識していることがある。この傾向は神経性無食欲症において顕著である。

(1)　自分の理想どおりにしようとする

a　親を自分の理想どおりにしようとする

境界的な理想主義を抱く制限型は、「親孝行をしたい」と願う。制限型は、大切な自分の両親を見捨てず、問題のある親をよくしようとする。しかし、両親は患者の思いを受け入れようとしない。そのことが患者の最大の苦痛であり、天使主義の限界のひとつである。

制限型の願いは、両親の対立が止み、睦み合う家庭がもたらされることである。そしてその中で、患者は方便としての「この自分」（99ページ）をではなく、「本当の自分」（104ページ）を生きたいと願う。しかし、患者は、「よい子」で居続けることで両親を支えねばならない。そうしないと、依存的な両親が崩壊するのではないかと思えたからである。患者は、子どもである自分に依存し続ける両親に憤りを覚えるが、暴れる「悪い子」を表に出すことはできない。

親に幻滅する制限型は、自分が思うところの理想へと親を誘導しようと試みる。そのような患者は、両親に変わってほしくて、自分が病院を受診することで先鞭をつけることがある。それによって両親が動機づけられ、よい親子関係が得られることを期待するからである。しかし、両親のいずれかが受診することは稀で、むしろ両親は、「自分たちには何も問題がないから病院に行く必要はない」という態度をとる。主治医が促しても受診しない親が少なからずいる。なかには、「精神科へ行くなら小遣いはやらない」と患者に懲罰を加えて、患者の試みを頓挫《とんざ》させようとする親もいる。そもそも患者は、初診時に未成年であることが多いが、精神科をみずから受診した子どものことでその様子を医師に尋ねようとしない親の態度には奇異な印象を受ける。ましてや、「自分は変でないから病院に行く必要はない」とするのは不審である。自分を守ろうとする意思は見えても、子どもを大切にしようとする姿勢はそこには見えてこない。そのような両親を指して、患者は、「甘えている」と言う。

　制限型に比較して、無茶食い／排出型は、自分を改めようとしない両親に幻滅し、一刻も早く家を出て自由になりたいと願い、親への自分の依存心を克服しようとする。これは、後述するように、神経性大食症が親への依存を得ようとすること（15ページ）と正反対の態度である。

b　自分を自分の理想どおりにしようとする

境界性を持つ患者は、自分を、自分の思うところの理想どおりにしようとする。制限型は、例えば、強迫的な方向にとらわれて純粋な自分を求める。それは、汚い嘘・ごまかしでできていると思える両親や世間、そして自分の中にもある反社会性に反発するからである。また、無茶食い／排出型は、完璧な自分を志向する。それは、回避的な逃げる自分を嫌い厭うのと、両親との関係で傷んだ自分の自己愛を満たすためであると考えられる。

患者の内部では、相反する志向性を持つベクトルが働いているようである。そのひとつは、反社会性が優勢な悪魔主義的世界に入り込み、快楽に酔って苦痛を忘れようとする衝動である。もうひとつは、理想的な純粋さを求めて天使主義的な世界を志向し、強迫的な我慢・頑張りでもって至高の何かを達成しようとする衝動である。汚い嘘やごまかしを嫌悪する強迫性が強い神経性無食欲症の患者は、自己内部の反社会性に反発し、天使主義を選ぶ。

その際、純粋であることが制限型の達成目標となり、患者は、けがれのない少女のままでいようとする。嘘やごまかしに汚れた家族や世間が大手を振ってまかり通り、苦しめられてきた自分が鬱屈していなければならない理不尽が、患者には許せない。純粋さを貫き通すことが、親や世間、そして自分の内部にもある反社会性に対抗する、至高の価値を持つものと思っているようである。

また、完璧であることが、無茶食い／排出型の達成課題となる。非の打ちどころがない完璧さを達成すれば、自分に自信と優越感を得ることができると考えるようである。患者には、両親にかわいがって受け止めてもらった記憶がないようであるが、そのことが、自分の存在を「認められたい」「褒められたい」という願望を病的なまでに高めるらしい。完璧な自分を求めて患者はがむしゃらに頑張り、自分の存在感を求めて、自分を否定する親や世間を見返そうとする。自分が人に勝ることで、自分に手応えを覚えることができる、と考えるようであるが、それは自分がふたつとないユニークなものになることである。

しかし、その欲望を満たすことができると思われるもののすべて失うと、自暴自棄になる。これが、天使主義のふたつ目の限界である。

(2) 活かされない親切心

a　ひとり合点的な親切心

天使主義の患者には、つらい問題を抱えている人の気持ちを思いやるやさしさがある。患者は、人が困っていると、強く感情移入し、自分が何かしてあげることでその人の苦しみをなくそうとする。救いを求めていると思える相手の期待に応えようとし、そうしないと相手に悪いと考える。他人の痛みを我がことのように感じるやさしい共感性を持つ患者は、困っている人に何もしてあげられないと落ち込み、自分に怒りを向ける。

しかし、仮にその人が何か困っているにしても、患者に救いを求めているとは限らないし、誰にも救いを求めていない場合もある。ところが、患者は、頭からその人に期待されていると思い込み、相手の意向を尋ねることに思い至らないため、その行動は相手にとってありがた迷惑になりかねない。この、ひとり合点的なよけいな親切が、天使主義の三つ目の限界をなす。

患者は、自分のやさしさをうまく活かすことができないのである。

b　見返りを求める親切心

患者は、自分が体験したことがない無償の愛を求める。しかし、言葉は知っていてもその実体を知らない患者は、有償のギブアンドテイクの関係しか生きることができない。

演技的な親（109ページ）に拒否され、強迫的な親に（111ページ）否定され、要らぬ者扱いされていると思う患者は、自分の存在価値の希薄さに脅え、自分が居てよいことを確認したくて、人に求められようとする。そのような患者は、自分の親切に感謝してもらえないと、その人々に自分の存在を肯定されたいと願う期待感が裏切られ、人も自分も共に傷つけたくなる。

自己否定感に苦しむ患者は、自分の存在を「よい」と人に保証してもらいたがる。そのため、格好をつけて、ノーと言えない親切をやり、疲れ切ってしまう。また、権威者に褒めてもらおうとする患者の注意は、権威者の顔色のほうにばかり向き、行いそのものに注意を集中させることができない。患者は、「認められたい」「褒められたい」という願いを持つが、黙って行われる患者の天使業は、陰働きとなって誰にも気づかれず、評価もされない。見返りを求める患者は、よい評価が得られないと疲れて荒れる。これが、天使主義の四つ目の限界である。

(3) 自己否定に終わる天使主義

患者は、悩んでいる両親が自分に向けていると思える期待感と、その救いになりたいと願う自分への期待感の両方に応えられず、無力な自分に悩む。この無力さが、天使主義の五つ目の限界である。

患者は、両親のいがみ合いを止めることができない自分の非力さを嘆く。問題が生じると、自分が批判されることを恐れて自己防衛し、誰かを責める両親である。そのような両親は、相容れようともしなければ、問題の解決に尽力しようともしない。両親の対立に心を痛める患者は、調停役を努めずにはいられないが、両親は、患者の気持ちにはまるで無頓着に不毛な争いをし続け、患者のやさしさは粉砕される。そのため、問題の解決のために何も有効なことができない無力感が患者に形成され、患者は、「消えてしまいたい」という存在論的な自己否定の悲しみに陥る。

その一方、自分自身の問題をうまく処理できず、親に頼りたがる自分は親の迷惑になると思い、親に見捨てられることを恐れる。それは、家族の問題を解決するために果たすべき「天使業」を遂行することができない自分の不甲斐なさを嘆くものでもある。

(4) むなしい努力

a　痩せてもむなしい

患者の痩せる努力はむなしい結末を迎える。外見的に痩せても患者の中身は変わらない。「痩せれば変われる」「活き活きとした自分になれる」という期待は、自分にとって都合のよい空想でしかなかった。自分の非や欠点を認めたがらず、「うわべ」でどうにかしようとする患者は、自分の中身と取り組まないのである。

b　親はわかってくれない

患者は親がよくなり自分がよくなることで、家族が仲睦まじくなることを願う。しかし、演技的な親（109ページ）も強迫的な親（111ページ）も、患者の言葉に耳を貸さない。それは、彼らが自分優先に自分を守ろうとするからであり、自分の非を認めることを拒否するからであり、自分にできそうにないことに挑戦する勇気がないからである。演技的な親は自分にできないことから逃げ、強迫的な親は自分にわからないことから逃げる。

c　よい子にしていても報われない

「よい子」にしていても、両親は患者に目を向けない。演技的な親は患者に何もしてやれず、強迫的な親は自分の安心を求めるだけである。

4　「悪い子」の悪魔主義——神経性大食症に顕著な傾向

「悪魔主義」は、「悪い子」を生きる患者が、親子関係で満たされてこなかった依存心を満たそうとするものである。排出型は、善人を演出しつつ、自分は被害者だと主張して親に罪悪感を抱かせ、親への依存を手に入れようとする。非排出型は、ダメ人間を演出して、自分にかまわせようとする。さらに、両者は、食べ物や時には薬物を乱用して、うまく生きられない苦痛を忘れようとする。これを患者は、「楽なほうに行く」と言うが、それは、このあり方が、「天使主義」のように自他をよくしようと努めるものではなく、人やものに依存して「楽をして得をとろうとする」ものだからである。このようなあり方をする自分を指して、一部の患者は明確に「悪魔」と呼ぶことがある。これは神経性大食症において顕著に認められる。

(1)　空想的なゲーム感覚で現実を生きる

患者は日常的な現実が嫌いで、誇大な空想の世界が好きである。空想の世界で何者かに祈りをささげると願いが現実化する、と思っていたりするが、空想好きな患者には、実際に創造を積み重ねる喜びや物事のプロセスを大切にする感覚が働かないようである。そのような空想癖は、現実を生きることに必死な両親にとっては危惧の種だが、実は、患者自身も自分のその傾向に苦しむのである。

現実を生きるとはどういうことか患者にはわからない。現実が退屈でたまらない患者は、スリルを求め、ゲーム感覚的に、現実の中にありもしない自分の空想を投げ込んで現実が変貌することを試みる。すなわち、自分の空想の世界に現実世界を巻き込もうとする。

(2) 人のせいにする悪魔主義

悪魔主義とは、「自分の利益のために人を操作し、うまくいかないと人のせいにして非難するものだ」と、ある患者は言う。

例えば、患者の高校時代の友達が大学を卒業して東京で勤めることになり、帰郷したときに会おうという話になった。すると、やがて患者は、友人と自分を見比べて、「負けている」と言い出し、会う日が近づくにつれて不穏状態に陥った。患者は、優劣や勝ち負けに敏感で、体裁を取り繕って劣等感をカバーしようとするが、それで間に合わないときは、「自分をきちんと育ててくれなかった親がすべて悪い」という話にもっていき、人のせいにして非難する。

(3)「悪い子」になって親にかまわせ子ども時代を取り戻そうとする

親に甘えることも頼ることもできない患者は、発症後、「悪い子」になって親や異性を挑発し、自分にかまわせようとする。あるいは、何もかまってくれない親に、病気になることで自分に目を向けさせようとする。またあるいは、一人前の大人になるために何も手助けしてくれない親に、発達を停止することで応じる。そうして、「悪い子」になり、いつまでも子どもで居続けることによって、体験できなかった子ども時代を手に入れようとする。

(4) 結局は救われない悪魔主義

a　空想はいつしか覚めていく

自己防衛的な空想の世界に患者は入り込んで生きようとする。しかし、空想はいつしか覚めていく。例えば、患者は、悪魔主義的な生き方をすると、「それで得た幸せは神様に取り上げられる」という魔術的な思考をする。そこで患者は、自分を悲劇のヒロインと考え、さらに自己陶酔に入ろうとする。しかし、いくらそのように空想しても、それはやがて時間と共に消えていく。患者は、常に現実の冷や水を浴びせられるのである。

b　「悪い子」を生き自己否定感を募らせる

患者は、反社会的なあり方を通して欲望を満たそうとする自分に悩む。例えば、何回叱られても盗みを重ねたりしてしまう。そのような患者は、「悪い子」の自己イメージを持つが、それは所有欲、金銭欲、盗癖、性欲、虚言癖などが異常に強かったと思えるからである。強迫的な親は、悪いことをする患者を何度も叱るが、患者のほうは、実は親に嫌われようとして意図的に悪いことを繰り返していたりする。それは、「好いてもらえないのなら、いっそ嫌われたほうがまし」と思ったからである。しかし、そこでの問題は、「嫌われよう」は本当は「好かれたい」だったことである。患者は、「悪い子」を生きるうちに自己否定感を募らせ、自分で自分を傷つける。

c　汚い世渡りをする偽善者の自分を嫌悪する

患者は、自分に利益を誘導するために裏で悪いことをし、表では「よい人」のふりをする。そして、そのような偽善者である自分に、甚だしく苦悩する。しかし患者は、社会に出る勇気がないため、体裁を繕ってごまかす「汚い親」に依存して生きていこうとする。そのような汚い世渡りをする自分を、患者は、「芯から汚い」と嫌悪する。

第2章 症状の意味

1 拒食と痩せ願望

(1) 自己肯定願望と拒食

患者は、否定的な存在である自分が肯定的な存在になれることを求めて痩せようとする。しかし、痩せることの意味は各人格傾向ごとにそのニュアンスが異なっている。

a 境界性の痩せと革命志向

境界性を持つ患者は、期待を裏切る自分にも自分の身体にも幻滅している。患者は、自分に幻滅し、理想の自分を求めて痩せようとする。

例えば制限型は、「痩せると消極的な自分が積極的になれるのではないか」と期待する。また、親の判断に頼る「弱い自分」から自己決定できる「魅力的で強い自分」になりたかったということもある。さらには、「痩せるとかわいくなって人にうらやましがられる」と期待することもある。

無茶食い／排出型は、「物事を達成できる自分になるために痩せようとする」ことがある。これは、自分の判断や意思で物事を完遂することができる喜びや満足を指す。逃げて親に頼ってひきこもりがちな自分から世間で思いのまま行動できるようになることが、無茶食い／排出型の理想の自分になることである。また、「食べずにいれば神に近づける気がする」という場合もある。患者は強い自己否定感を持ち、自分は生きる価値がないと思っている。しかし、それにもかかわらず、醜いまでに食欲がある。患者は、そのような自分が食べて吐くのは許されないと思い、食べたい欲望を打ち負かせば崇高な存在になれると期待する。

このように、境界性に基づく痩せは、自己変革の試みである。

b　自己愛性の痩せと劣等感

自己愛性に基づく痩せの意味は、痩せて同世代者に勝利し、誇らしい自分を表現することである。

患者の併せ持つ回避性は、患者を体験不足にさせ、「人間としても女性としても、一人前ではない自分」をもたらす。そのような患者にとって、痩せることは劣等感をくつがえすことができる唯一のものである。なぜなら、「痩せることには価値がある」と同世代者間で公認されており、他を引き離して痩せることができれば、それは優越を意味するからである。

例えば、制限型は、痩せて他の女の子に勝つことで優越感を得、劣等感を払拭しようとする。「女性としての力が自分には乏しいのではないか」「夫になる人の期待に応えることができないのではないか」と劣等感に悩む患者は、「優越感が欲しくて、他の子に勝つために痩せた」と言う。また、「誇れるものが何もないので、痩せることで自己表現する」というのもある。「これが自分だ」と人に誇れるものが自分にはないと思う患者は、痩せて自信をつけようとする。

さらには、「輝いた存在になりたくて痩せようとした」というのもある。期待されたアスリートだった無茶食い／排出型の患者は、走れていた頃は誇りを持っていたが、走れなくなってからは、自分に存在価値がなくなったという感じがした。しかも、「負けるくらいならはじめからやらないほうがましだ」と思う患者は、他には何もやろうとせず、ひたすら痩せることや、よい成績をとることによって、輝いた存在になろうとした。これは、人によく評価されるような何かをやることで自尊心を満たそうとするものである。

c　演技性の痩せと身体的表現

演技性を持つ患者は、世間の価値観にとらわれ、痩せることで自分に存在価値を与えようとする。劣等感などの自己否定感に苦しむ患者にとって、世間でそれが価値とされている痩せは、看過することができないものである。なぜなら、外見的に痩せることは、中身に取り組もうとしない患者にとっては格好の安直な方法だからである。また、痩せることは、言語的表現に取って代わる身体的表現であり、「これくらい悩んでいるのだぞ！」という、親に対する言外の言になる。すなわち、演技性に基づく痩せの意味は、それが世間で流通する価値だからであり、ものが言えない患者にとっての自己表現になるからである。

例えば、制限型は、言葉が通じないから身体でアピールする。患者によれば、自分たち親子は、「聞く気がない（演技的な）親と、聞いてもわからない（強迫的な）親と、うまく言えない自分」である。患者は、両親と自分との関係から、「身体でもって自分の思いを示すしかなかった」と言う。

また、ある無茶食い／排出型の患者は、痩せることができれば有意義な存在になれると考え、痩せた自分を評価してもらおうとする。それは、「見栄えの良し悪しで損得が違う」という考え方に支配されているからである。そのような患者が言う存在意義とは、目立つことである。痩せていれば目立つが、太るとその他大勢の中に埋もれてしまうと患者は思う。

ある無茶食い／排出型の患者は次のように言う。「親子間にコミュニケーション障害があると、幼児はそれを自力で解決することができず、欲求不満を抱えたままになる。自我も芽生えず、自分とは何なのかわからず、自分の考えどおりに物事を遂行することができず、感情表現もできなくなって精神的に不安定になる。そして、そのような自分を受け入れることができず、健全な自己愛が生まれないために同世代の子らと円滑なコミュニケーションがとれなくなる。そして、そのような自分である劣等感や無力感に苛まれ、落ち込んで憂うつな気分になり、消極的になる。誰も信じられないからひとりで悩み、最後の手段として食行動で苦しんでいることをアピールする」と。

演技性を持つ患者にとって、痩せることとは、他には手立てがない中での苦痛の訴えであり、人に手助けを求める救難信号である。

d　回避性の痩せと戦線離脱

回避的側面による痩せは、期待感によって自分を鼓舞する方策であり、その反面、責任を回避するための免罪符である。

例えば、自己否定感を持つ無茶食い／排出型の患者は、人に叱られるといきなり萎縮し、ひきこもって何もかも放り出し、ダラダラ食いをして、いやなことを忘れようとする。しかし、そのような自分がいやになり、痩せることで自分を励まそうとする。「痩せて格好よくなれば、自分に自信がついて積極的になれる」と患者は期待する。「自分にはよいところが全然ない」と思っている患者は、痩せて、人々から「よくやったね」「頑張ったね」と褒めてもらい、それを励みにして自信をつけ、肯定的な自分になりたいと願うのである。

しかし、それとは逆に、戦線復帰するのが怖くて痩せ続ける場合もある。例えば、ある制限型は、実力不足の自分に自信がなく、家庭生活や社会生活の第一線から退いていたくて、痩せ続けることで病気に逃げ込む。あるいは、大人になると社会に出ていかねばならないことに気づいた患者は、見かけが小さな子どものようであればそれを免れるのではないかと考え、痩せ続ける。

e　依存性の痩せと変な甘え

患者は、痩せることで、かつて手放した親を、今は自分が独占しようとする。患者は、親の目を自分に引きつけておくために、痩せ続けていなければならない。

患者は甘え下手であり口下手である。一方、強迫的な親は、情緒的に濃厚な交わりが苦手であり、自分が安心していると患者への目配りを忘れる。しかし、病気だと強迫的な親は心配してくれるので、親に目を向けてもらうために、無茶食い／排出型の患者は、痩せて病気を装う。患者が得ようとしているものは、それまで手に入らなかった親への依存であり、甘えである。患者は、親の目が自分から離れることを恐れ、食べて太ることができない。

親にかまってもらえなかった排出型の患者は、「かわいくないから嫌われるのだ」と解釈し、「迷惑をかけるとよけいに嫌われる」と思って恐れてきた、という場合がある。そのような患者は、「痩せればかわいいと言ってもらえるかな」「ちやほやしてもらえるかな」と考えて痩せた。すると、強迫的な親は、痩せた患者を心配し、患者に目を向けた。しかし患者は、「食べて太ると安心した親がまた目を離すのではないか」と恐れて、食べることができなかった。

また、よけいな気遣いをする排出型の患者は、妹が生まれたとき、みずから退き、しかし、両親は何も気がつかず、患者は、家族内で仲間はずれ状態に陥って寂しい思いをしてきたということがある。そのような患者は、痩せることで親の目を自分に引きつけることができたが、今度はそれを失うのが怖くて、いつまでも病気であり続けようとする。そして、食べたいのと痩せていなければならないのとの葛藤の中で、「食べても吐けばよい」という逃げ道を見出すのである。

f　強迫性の痩せと罪悪感

強迫性に基づく痩せは、本来的なことをやらねばならないのにそれをすることができず、居てはいけない自分を意識して罪悪感に陥ることを防ぐために、価値があると考えられる別の何かに打ち込む心理機制によってもたらされている。

家をよくしようとしているのに、両親は対立して喧嘩をし続ける。患者は、それを止めることができない無力な自分に罪悪感を覚える。そのような患者は、無力な自分を忘れるために強迫的にダイエットに励む。すなわち、痩せるのは、無力な自分に直面しないようにしようとする防衛としての側面を持つ。

例えば、制限型は、夫婦喧嘩を重ねる両親に悩み、食べることに罪悪感を覚える。それは、家族の睦み合いを求める患者であるが、何の役にも立つことができない自分に不甲斐なさを覚えるからである。そして、そのような「自分は居るだけで邪魔なのではないか」とさえ思う患者は、存在論的な罪悪感に苦しみ、「お前なぞ食べてはいけない」と自分に命令し、ダイエットに集中して苦痛を忘れようとする。

痩せるのは心身につらく感じられることである。しかし、何ひとつやり遂げることができない自分であるというのは苦痛である。そこで、無茶食い／排出型は、痩せることができる自分に、

「居てよい存在」である可能性を見出そうとする。

(2) 自己否定衝動と拒食

しかし、「痩せても結局はむなしい」。患者は、痩せることやその方法にとらわれて、自分の空想を追求する。それは、現実から目をそらすことであり、ただの自己満足にしかすぎない。「わかっているけど認めたくない」という変なプライドを持つ患者は、自分に取り組まないのである。そのような患者は、したいことが何もない自分を、「太っているから何もやれないのだ」と話をずらし、「痩せれば自分は変われる」と期待し、自分との取り組みを棚上げにする。だから、痩せたときは確かに「人に勝った！」と思い、あるいは自分に存在感が生じたと思って、患者は有頂天になる。しかし、やがて患者は意気消沈とする。なぜなら、「痩せても自分の中身は（期待したように）変わらなかった」からである。患者は、まっとうな努力を積み重ねて中身を充実させることができず、即効的にそれに匹敵する別の何かを得ようとする。それが痩せることである。患者の期待感には、例えば、「華やかな部署での仕事なら自分が活き活きして仕事をこなせるのではないか」というものがあるが、実際にはやれない。いろいろな意味で実力不足だからである。患者の期待感は、自分にとって都合のよいものであり、結局のところ、痩せることは、もっともらしい「見せかけ」をつくることでしかなかったのである。

患者は、ダメな自分を責め苛み、自己肯定を求めることから一転し、今度は自己否定を求めて痩せようとする。患者は、「痩せてそのまま（命の灯が）消えてしまいたい」と願う。

2　過食と肥満恐怖

(1)　苦痛を忘れさせる過食

a　自分への期待はずれ感と過食

これは、期待を裏切る自分に幻滅し、食べることで失意を忘れようとするものである。患者は、いろいろな自分の欠点に幻滅し、それを解決できない自分に幻滅し、食べる快楽で苦痛を紛らわす。患者は「食べている間だけ苦痛を忘れていることができる」と言う。

b　親への期待はずれ感と過食

期待を裏切る家族、ことさら両親に幻滅し、患者は食べることで失意を忘れようとする。自分にかまってくれない両親に、患者は自分の存在価値を疑い、愛の欠落感に悩む。

c　むなしさを忘れるための過食

何をしてもうまくやれない患者は、無為に一日を過ごしやすい。自分に自信がない患者は、現実から逃げ、寝たり食べたりして、生きることの空虚感を埋め合わせようとする。

d　寂しさを忘れるための過食

患者は、自分の身についた「寂しさ」や「ひとりぼっち感」を忘れようとして過食する。秘密主義の患者は自分の心を閉ざし、誰とも心の絆が結ばれない。

e　疲れを忘れるための過食

完璧主義による無理や、よけいな気遣いによる失意、演技し続ける疲労、甘えられないことから、患者は疲れ果て、食べることでその苦痛を忘れようとする。

(2) 肥満と自己否定

a 肥満と自己否定

「太るとダメな自分になる。何も満足にやれない人間であることを証明することになる。痩せるのは前向きな生き方だけど、太ると後ろ向きになる。太ると肯定的な評価をもらえない。太ると損をし、バカにされ、理想の自分ではなくなってしまう」と無茶食い／排出型は恐れる。すなわち、太ると価値の低い否定的な存在になる、と思うのである。

b 肥満と見捨てられ不安

「太っていると誰にも相手にしてもらえない」「痩せていないと親に目を向けてもらえない」と思う排出型は、「太ると誰からも見捨てられるに違いない」という不安に脅える。

c 汚い食欲による汚い肥満

排出型は汚い世渡りをする自分を嫌悪し、汚いもの、ことさら「汚い身体」（35ページ）を強く意識する。「汚い身体」というのは、食べて太った身体であるが、太った身体は、食べてごまかす自分を象徴する。

3 食べ吐きとごまかし

(1) 吐くと気持ちがスッキリする

a 気休めのために吐く

患者は自分の中身に取り組まず、外見を操作してどうにかしようとする。痩せることも、食べて吐くことも、つまりは、「楽をして得をとろうとすること」である。無茶食い／排出型の患者は、気が緩むとついつい食べてしまうが、そのとき、「吐けば少しはマシかな」と思って吐く。すなわち、「気休めのために吐く」のである。

b 吐くことで悪魔からも天使からも解放される

「親をどうにかしてあげたい」欲求と「家から離れたい」欲求の両方を、無茶食い／排出型の患者は持つ。そのとき患者の中で、「楽をしてよい」と甘く囁くのは悪魔であり、「やらないでどうする！」と責めるのが天使である。「もうひとりの自分」(102ページ)である悪魔か天使がせめぎ合っている間、患者は何もすることができず、決着がつくのを待つだけである。

しかし、翻弄された患者は、気持ちが悪くなり、ついにはその両方を自分の内部から吐き出さないではいられなくなる。「吐くとスッキリする」とは、「もうひとりの自分」から解放されて「この自分」（99ページ）に戻ることでもある。

(2) 身体の中に「ドロドロ」が溜まっているから吐く

これは、典型的には排出型において認められるが、「ドロドロ」とは、批判精神が旺盛な患者が抱く自他への悪感情である。しかし、悪感情や批判的な言葉は口に出さないほうがよいと考える患者は、それを内に溜め込む。そこで、患者は食べて吐くことで、ドロドロと食べ物を一緒くたに体外に放出しようとする。「食べても吐けばよい」という逃げ道とドロドロ感の排出とが結びついて、ひとつになっている。

a　情けなくて大食いする

物事がうまくやれない患者は、苦痛を忘れるために食べて吐く。物事から逃げ、ダメな自分に自尊心を傷つけながら、人前では一人前の演技をし、化けの皮がはがれないように汲々《きゅうきゅう》とする。「そのような自分が情けなくて、暴れ食いをする」という。

b　吐くために食べる

患者は、溜まり込んで身体の内側にへばりついたようになっているドロドロを排出するために、例えば、お菓子を大量に食べて吐く。患者は、自己嫌悪というドロドロと、苦痛を忘れるために食べたお菓子の両方を吐き出すために、お菓子を大量に食べる。

4　汚い自分の汚い食欲と汚い身体というとらえ方

(1)　創造ではなくごまかしのための汚い食欲

「食べると汚い欲望を吸い込み、汚いものが身体の中に入った感覚に襲われる」と患者は言う。食べると苦痛を忘れるが、それは、反省して物事ができるようになるために努力することではない。患者は、そのような自分をとがめ、食べた後は吐かずにはいられない。吐いて帳消しにして、何もなかったことにする（リセット）。しかし、それもまたごまかしであり、だから、「食べる自分も、食べたものも、吐く自分も、吐いたものも、全部汚い」と言う。それというのも、食べ物は少しも創造のために用いられておらず、このようなごまかしのために用いられている。そのため、それを、患者は「汚い食欲」と言うのではないかと考えられる。

(2) 痩せて異性に依存して生きていこうとするゴミのように汚い自分

無茶食い／排出型は、異性に頼ろうとする自分に汚いものを見、自分を頼みにして頑張ろうとする。一方、「太って何の魅力もなく何の役にも立たない自分はゴミのように汚い。自分を太らせて汚くさせる食べ物は汚い。だから食べ物はゴミみたいに汚い」と排出型は言う。それは、「太ると痩せた弱々しい自分になれず、男に甘えられなくなり頼ることができなくなる、という、ゴミのような自分の汚い感覚」であると言う。

5　寂しさ

患者は寂しさに苦悩する。その寂しさは、患者が自分から退くことと、患者の秘密主義と、自分から相手を見捨てることと、患者の弱さから生じている。

(1)　自分から退く寂しさ

自分にはよいものが何もないと思う患者は、「相手に何もお返しができない自分は相手の好意をもらえない」という発想をする。また、「期待はずれな自分」が人に寄せる期待感が人にわかってもらえず傷つく患者は、自分の心に壁を立てる。そして、人が寝静まる夜になると、患者は寂しくなり、居ても立ってもいられなくなる。頼りない自分が頼りにすべき人を失う、孤独と不安の時間が訪れるのである。

(2)　自分から見捨てる寂しさ

患者は、自分の期待を裏切る両親や同世代者を見捨ててきた。自分の心の殻の中から外に締め出してきた。そのため、必然的に、ひとりぼっちの悲哀を覚えねばならなかった。患者は親に自分から接近を図ろうとしないし、親は患者の気持ちに鈍感である。

(3)　味方がいない寂しさ

弱い患者は、自分の味方になってくれる人を求める。自分ひとりで生きていくのは怖い。両親は、自分自身の限界を知っていてそれを語って聞かせるが、親に頼りたい患者は、それを聞くと、両親に突き放されたように受け止める。

6　不安と強迫症状

(1)　代償としての強迫行為

社会でうまくやっていく自信がない患者は、その不安を解消するための強迫症状を示す場合がある。行動に移す前にものを考えれば考えたで、悲観的な結末ばかりを思い浮かべるマイナス思考に陥り、何もすることができなくなる。そのため患者は、そこで強迫行為に入る。なすべきことができず、強迫行為で不安を洗い流すのである。

(2)　強迫的防衛の破綻とパニック

自分に自信がなくて不安なために、患者は完璧さを志向する。あらかじめシナリオをたて、シナリオどおりに物事が運ぶことを求める。しかし、そのシナリオが崩れると、もはや何をどうしてよいかわからなくなる。臨機応変ができない。

患者が完璧さにとらわれるのは、「きちんとやれないと、（強迫的な）親に叱られる」という思いがあるからである。そのため、患者は、計画どおりにしようとして、「予想外のことが入るとパニックになる」のであるが、その本質は、強迫的な親に叱られるだけで何も教えてもらえないことにある。

(3) 違うことばかりやっている

「これだ！」と思って患者は間違った方向へがむしゃらに突っ走り、「イッパイイッパイ」になって失敗する。これは、現実に取り組めないので空想の世界で何かしたことにして、自己満足を得ようとしているものである。それは自分に嘘をつくことと似ている。

7　満たされない依存

(1) 人間関係を積み上げていく大切さに気づかない

相手があってこその人間関係であるが、患者は空想的でひとり合点的であり、相手を自分の空想の世界に取り込んでしまいやすい。例えば、患者は、欲しい人ができると、思いのままに空想を膨らませて、その人を誘惑することがあるが、そのとき、対象を手に入れようとする目的意識しか抱かず、人間関係を積み上げていくことの大切さに気づかない。これは、自分の空想に依存して、その相手が現実の存在であることを忘れるからである。

(2) 人に依存したがる弱い自分

患者の中には、人に依存したがる弱い自分がいて、依存対象がないと不安になる。頼りたくなるのは、自分の判断に自信がなく、迷いやすいからである。そのような自分ではいけないと思って、自力で頑張ることを自分に強いることもある。しかし、それだと今度は秘密主義があるために、誰にも相談できず、迷いが続く。

8　調子（テンション）の波

患者には、調子にハイテンションとローテンションの波があることが多く、主観的な苦痛を生じさせている。「うつ」が来るのは生きていて充実感がないからであるが、それは、親に必要とされたことがないと思える恨みと、自分に対する無能感が、「自己存在の無意味感」や「居なくてよい自分」というイメージを招き寄せるからである。そして、「うつ」になると、患者には境界的なこきおろしが生じ、理想に悖《もと》る不甲斐ない自分を許せなくなり、自分を責める。「うつ」になると、患者には特有のマイナス思考が動き出す。考え方が否定的で消極的になり、物事に対する姿勢が後ろ向きになる。自分の存在が無意味で、人に求められるだけの価値がなく、生きていけないと感じるようになる。

9　怒りの爆発

(1)　期待感を裏切る自分に怒る

境界性を持つ患者は、自分の理想からは程遠い現実に期待感が傷ついて怒りを覚え、それを自他にぶつけてしまう。そのとき、あくまで理想を求める自分と、幻滅して理想を求める気持ちを廃棄したがっている自分が、いつも内部で葛藤している。

(2) 怒りから自己破壊的な行動に走る

ものの因果関係を把握する能力や判断力に乏しく、数々の失敗体験に忍耐力が磨耗している患者は、みずからを見下して、自己破壊的な「最低の行動に走る」ことで自分をいじめようとすることがある。それは、期待感を裏切る親への恨みと、期待感を裏切る自分への怒りに駆動されている。

(3) 相手の嘘・ごまかしと身勝手さに怒る

相手の嘘・ごまかしや身勝手さに出会うと、自分の激しい怒りの感情をコントロールしきれず疲れると患者は言う。これは、患者がそれまでずっと浴びせられてきた親の嘘・ごまかしと同質のものをそこに感じ取り、反発を覚えるからであるらしい。

(4) 家族をよくしようとして怒る

境界性を強く持った患者は、理想主義的な革命志向性により、家族の現状に不満を抱き、それをよくしようと努める。しかし、それは、相互合意性に欠けた患者のひとりよがりな理想に基づいたものであり、両親に理解されない。そのため、患者は、本来の思いとは逆に、「暴れ者」とか「わがまま」と両親から言われてしまう。

10　リストカット

患者は、しばしばリストカットを行うことがある。その意味を追求することで、摂食障害をより深く理解することができる。

(1) 自己懲罰としてのリストカット

症例　**まわりに迷惑をかけるだけのダメ人間だから消えたくなる**

「相手を傷つけることを言っていても、そのときには気がつかなくて罪悪感がない。考えはするのだけれど、面倒くさくなって考えるのをやめてしまう。だから、言うときは言いすぎるし、言わないときは何も言わなくなる。そんなふうで、自分のことに自分で取り組めない、まわりに迷惑をかけるだけのダメ人間だから消えたくなる」

自己中心的で他者への配慮性に欠け、人を傷つけるようなことを言ってしまう患者は、逃げて消えたくなる、自分にしっかりと取り組むことができない、迷惑な自分に、情けない恥ずかしい思いをし、自分が許せなくてリストカットする。理想を求める境界的な自分が、弱くて逃げる回避的な自分に幻滅し、人の迷惑になることを恐れる強迫的な自分が、回避的な自分をとがめ、純粋さを求める妄想的な自分が、逃げてごまかす回避的な自分を許さないのである。

症例　**人に頼って生きていこうとする自分がいやだ**

「自分の将来が見えず、自分というものがいやになって、手を傷つける。これは自分の甘えだけれど、自力で生活することができなくて自分ひとりで生きていけない私は、生活のすべてを相手に頼ろうとする。自分の親代わりになってくれる人を求めるというか、パトロン的な人に生活の面倒を見てもらい、自分は自分で好きにしていたがる。たぶん、自分にとってはそれが楽だし心地よい。だから出会いを求めるのだけど、理想のイメージどおりの人がいないから、相手を好きになることがない。それに、心底から出会いを求めているのでもない。本当は、ひとりで生きていくことができたら、それが一番よい。自分の将来を見つけたいと願っている。楽ではなくても胸を張って生きていくことができる生き方をしたい」

これは、楽なほうに行く悪魔主義を選ぶ排出型の患者である。自分らしい生き方ができていない自分がいやになり、リストカットやアームカットを繰り返す。自力で生きていくことができない患者は、親的な誰かに依存して生きていこうとする。しかし、理想どおりの人がいないので、自分からは相手を好きになれない。内心では、たとえ楽ではなくても、自己実現の道を堂々と生きていきたいと願っている。

症例　**相手の気持ちになれない自分が許せない**

「また手首を切ってしまった。自分を許せないのだと思う。許したくないのだと思う。『死にたい』はないけれど、『消えたい』がある。私の存在を皆の中から消してしまいたい。はじめから存在しなかったことにしてほしい。『眠りたい』や『考えたくない』に似ている。いろいろなことをすごく奥底まで考え、思い込みも激しくて疲れる。そのくせ、独占欲のために、相手のことを考えもせずに傷つけることを口にしてしまう。見捨てられるのが怖くて、自分に目を向けさせようとして、相手にやきもちを焼かせるようなことを言ってしまう」

相手がどう思っているのか、患者は、ひとりで考えをめぐらして、ひとり合点する。しかし、現実は、患者が考えたとおりのものではない。それで、その徒労感と、そのような自分には疲れきる。さらには、相手を独占しようとし、相手を傷つける言葉でもって相手を挑発する。そのような自分に自尊心が傷つき、自分が許せなくてリストカットして、あげくは疲れ果てて消えてしまいたくなる。そのような自分は居ないほうがよいと思える。

(2) 自己満足としてのリストカット

症例　**生きている実感**

〈食べてしまう理由は？〉「わかりません」〈何かをする喜び、達成できた喜び、そのような自分への喜びが…〉「うん。たぶん、そういうのがない。だから、またリストカットしてしまう」〈というと？〉「リストカットするのは、自分が『生きている』と言えなくて、血が流れるのを見ると『ああ、それでも生きているのだな』と確認できるからです」〈ダメな自分を罰するというのは？〉「それはないです。そういう感覚ではありません」

現実を生きていない患者は、人間的な水準では、生きているという充実感が味わえない。そこで、リストカットし血が流れるのを見て、生物的な水準で、生きていることを確認する。

症例　浄化の安心感と、人が心配して寄ってきてくれる安心感

「手首を切るとなぜか安心する。何か、達成感がある。汚い血を流し出したいのと、傷つけると、皆が『大丈夫?』『大丈夫?』と聞いてくれるから……」

手首を切ることで患者が安心できるのは、逃げて嘘をついてごまかす汚い血がいくらかなりとも出ていき、自分が浄化される喜びが得られるからである。もうひとつの安心感は、仲間はずれ状態の自分にもまわりの人々が心配して近づいてきてくれるという、その喜びによって得られる。

(3) 救難信号としてのリストカット

症例　つらいことを親にわからせようとする

「『それで死ねたら……』という気持ちがある。それで親たちに『わからせたい』という気持ちです」〈『死ぬほどつらかったのだ』と?〉「うん。つらいのをわからせたかった。ひとりで泣いていたのをわからせたかった。そして、『腕を切れば死ねる』と思って実行した。それで死ねるはずもないのに、そう思った」

この場合のリストカットは、つらい気持ちを親たちに「わからせたい」がための、言いたいことが言えない患者の救難信号である。治療者は、リストカットの意味を読み解き、両親に言語化して伝え、理解を得るべく努めることが求められている。

(4) ガス抜きとしてのリストカット

症例　当たり場所がなくて自分の身体にぶつける

「調子が思うように上がらずイライラし、自分の身体がはがゆくなってリストカットする。フワフワとして生きている感じがせず、当たる場所がなくて自分に当たり、タバコの火を腕に押しつけたりする。そういうときは、痛みも熱さも感じない」

その背景には抑うつ気分があるものと推測されるが、患者は、心身の不調感を覚え、そのイライラを身体にぶつけ、リストカットをし、タバコの火を腕に押しつける。これには、キビキビとしない自分への自己懲罰的な意味合いと、自分の身体にぶつけているのだから人の迷惑にはなっていないとする、自分の手の内で問題を処理しようとする動機が働いている。

症例　**父親に言えない不満を抑え込む**

「お父さんはパチンコにばかり行っていて、家にお金を入れない。そのくせ平気で、ニコニコしてご飯を食べている。私がそのことをしつこく言うと、イヤーな顔をする。パチンコでスッて、自分の携帯電話のお金さえ払えなくて、お姉ちゃんから借りたりしている。もう、お父さんとは思っていない。しゃべりたくもないし顔を見たくもない。愛されているという感じがしない。もう、『許せん！』という感じで、また自傷行為が始まった。腕を切ったり足にタバコの火を押しつけたりしている。そうやって、本音を言うのを止めている。口に出して言ってしまったら、親子関係が完全に壊れると思うから……」

父親らしからぬ父親のふるまいを見て、患者は許せず、文句をぶつけたくなる。しかし、自分の批判と感情の激しさを思えば、言ってしまうと取り返しのつかないことになると思われる。そこで、リストカットをして内に溜まった不満と怒りのガス抜きをしているというのである。攻撃を他者に向ければ、対立が生じる危険性があるが、それを自分に向けるのであれば、自分の中でどうにか処理できるということであるらしい。

(5) 後で罪悪感に陥るリストカット

症例　罪悪感でしっぺ返しされる

「手首を切ると安心する。これだけ血を流せばそれだけ痩せるみたいな、変な達成感がある。罪悪感はその後でやってくる。ごまかして自己満足を得ようとする自分です」

血を流して痩せを得る安心感はごまかしであり、自己満足にしかすぎないことがわかっている。そのため、いっときは安心感を得るものの、後になると、そういうことしかできない自分という存在に患者は罪悪感を覚える。

第Ⅱ部　患者の人格傾向

第Ⅱ部では、摂食障害発症の基盤のひとつである患者の人格傾向を分析し、摂食障害の人格的な要素の理解を目指す。第1章では、患者の人格傾向について、はじめに摂食障害四類型の特徴を概観し、次いで、摂食障害が人格傾向の諸類型においてどのような表れ方をするかを順に検討する。第2章では、特に摂食障害に共通して見られる患者の否定的な自己像を取り上げる。第3章では、摂食障害の病理と治療に重要な意味を持つと考えられる、患者の中にある三種類の自己イメージについて検討する。

第1章　患者の人格傾向

1　摂食障害四類型の特徴

(1)　制限型

境界性と強迫性が優位な制限型は、純粋志向的に食欲、物欲、性欲等のあらゆる欲望を悪いものと見なし、それを自分の心身からこそげ落として、家と自分とを自分の思うとおりの理想にもっていこうとする。このため、制限型は、顕著な痩せ願望と肥満恐怖とによって極度に痩せる。そのとき、患者が痩せることの意味は、一つには親に向けて、痩せて親たちの目を奪って心配をかけさせ、両親が手を携えて自分にかかわってくれることで「失われていた絆」を家族に得ようとすることである。二つには自分に向けて、あらゆる欲望をこそげ落として自分を純化しようとすることである。三つには同世代者に向けて、痩せてうらやましがられることを求めるものである。しかし、その背後には拭いがたい自己否定衝動があり、「そのまま痩せて消えてしまいたい」という願望が働いている。そのため、この類型には、死を賭した賭けというニュアンスが見てとれる。

(2)　無茶食い／排出型

境界性と強迫性に依存性が加わった無茶食い／排出型は、欲望を避けようとするが、しばしば食欲に負けて食べ吐きを繰り返し、家と自分をよくすることに疲れ果てて失意の中にある。

無茶食い／排出型は、制限型のように強迫的に痩せを維持することができず、ふとした気の緩みから反動で猛烈に食べてしまう。そして食べた後は、せっかくの努力をふいにしてしまった自分に罪悪感を覚え、吐くか下剤を用いて痩せを取り戻そうとする。また、両親が自分の思うようになってくれないことに悲観し、家を捨てて外で生きていこうとする。しかし、そうすればしたで、結局は何もうまくやれない自分にあらためて絶望する。

(3)　排出型

反社会性と依存性が優位を占める排出型は、食べ続けて生きる苦痛を紛らわそうとする。しかし、太ることを恐れて、食べたものを排出する。そして、自分を満たすために、盗みなどの反社会的な方法を用いる。さらには、自分が被害者であるかのように装って、相手を加害者となし、相手に罪悪感を抱かせ、その相手に依存しようとする。つまり、人をだまそうとする。

排出型は、積極的に家族も異性もだまして操作し、相手の罪悪感を刺激して自分の面倒を見させようとする。そのような自分を、彼女たちは「パラサイト」または「堕天使」と呼ぶ。多くは、女性性を誇張する衣装を身にまとい、濃厚なまたは妖艶な化粧をして性的なニュアンスを漂わせ、天使のような美しさやあどけなさで男を誘引しようとする。

(4) 非排出型

依存性が優位を占める非排出型は、家族に見捨てられることに脅えながら、家族と自分がよくなることを願いながら、期待はずれな家族にも自分にも絶望し、生きる喜びのなさを、ただ食べ続けることで紛らわして自分をだまそうとする。そして、そのために肥満する。

このように、制限型は境界性が優位であり、無茶食い／排出型はそれに依存性が加わり、排出型は反社会性が優位になってそれに依存性が強く加わり、非排出型は依存性が優位を占める。それらの人格傾向は、それぞれの類型において主旋律を奏で、すべての類型に回避性と演技性と強迫性と自己愛性とが通奏低音のように伴う。

さまざまな人格傾向が摂食障害においてどのような表れ方をするかの詳細については、次節以降で人格傾向の諸類型ごとに順に検討していきたい。

2　妄想性と被害念慮

摂食障害において、妄想性は、自分が持つさまざまな恐れが投影同一視的に猜疑心《さいぎしん》と化し、あるいは期待感が裏切られて被害念慮化する経路になっているようである。

(1)　投影同一視による猜疑心

人間関係に乏しい摂食障害患者は、「自分がこうだから、相手もそうだろう」という思考形態を持ち、投影同一視的に自分自身のあり方を対象に見る。例えば、患者は、同胞と親をめぐる三角関係にあることが多いが、内心は親を独占するつもりでいる患者は、同胞が自分にそれと同様の「陰謀を企てているのではないか」と恐れることがある。

(2) 人が自分をけなす、脅す

患者は、人の何げない言動に自分への脅しや見下しを見てとることがある。これは、それを認めないか秘密にしているそれなりの理由が患者にあり、「人が自分に反感を覚えて攻撃してくる」と思えるものである。例えば、患者は、「人に勝ちたい」という気持ちを持ち、そのような自分への反発を人の言動に見る。また、自分の中身に自信がない患者は、格好をつけて突っ張り、それを「他人に見透かされてあざ笑われている」と思って、脅威と怒りを覚えることがある。

(3) 期待感と被害者意識

これは、「自分にやさしくしてほしい」と人に願う患者の期待感が裏切られるものである。自分に甘い「間違ったやさしさ」（76ページ）を持つ患者は、例えば、学校や職場でいじめられたと訴えるが、それがいわゆる「いじめ」でない限り、患者のいう「いじめ」とは、自分の依存心を満たしてくれないまわりに不信感と被害感を抱くものである。

(4) 恨みを忘れない

患者の両親との関係の項（125〜135ページ）で詳述するが、患者は、演技的な親に自分を拒否され、強迫的な親に自分を否定されると受け止めていて、両親に自己愛を傷つけられてきた患者は、両親を恨んでいつまでも許そうとしない。そして、患者は、親に勝つことで、損なわれた自己愛を取り戻そうとする。この「恨みを忘れないこと」は、摂食障害を成立させる動機のひとつになっている。

3　シゾイド性と孤立

シゾイド性は、患者が自分を閉ざして秘めることに関与しているのではないかと考えられる。

(1) 孤立しやすさ

同世代者との関係では、患者は「秘密主義」（150ページ）に陥り、自分を守る「殻」の中へひきこもる。「殻」とは、自分の考えも感情も自分の内部に閉じ込めて、人に見せないようにするものであるが、患者は、それを甲殻類の殻に見立てる。秘密主義の壁を張りめぐらせる患者は、人と「見せかけの関係」（153ページ）を構造化し、心を開き合った友人関係を持てない。そして、ついには人を避け、自室などでひきこもり状態に陥る場合もある。

(2) アレキシサイミア（感情失読症）

摂食障害患者には、アレキシサイミアが認められることがある。これには、感情的になりやすい両親に心を閉ざすものと、熱しやすく冷めやすい自分に心を閉ざすものがある。

患者の両親が持つ人格傾向については後述（109～121ページ）するが、患者の両親は感情的になりやすく、演技的な親は的はずれな理屈をつけて患者を押さえ込もうとし、強迫的な親は自分の正当性を主張して頑なに患者を否定することが多い。その恐怖心と、わかってもらえないむなしさから、患者は、自分の感情や思考を自分の殻の内部で押し殺す。

また、感情が高揚しやすく、一気に沈み込みやすい患者は、「自分に振り回されて苦しい思いをする」。そこで患者は、「いっそはじめから何も感じないでおこうとする」ことがある。

アレキシサイミアのために、患者は、好き嫌いの感覚が即座に湧かなくなっており、自分のやりたいものがわからなかったり、異性関係でつまずいたりする。

4　失調型性と関係念慮

見せたくない自分を隠して見せたい自分を演出すると、どこかで自分の隠しておきたい秘密が漏れ出てしまうことや、人に見抜かれることを気にしなければならなくなるであろう。例えば、秘密にしている自分の弱みを知っている人がいて、その弱みとは、摂食障害患者の場合は、自分の人間的中身に関する自信のなさであるが、「いやがらせを仕掛けられているような気がする」ということがある。

5　反社会性と自己洗脳

患者が、「嘘をつく」「だます」「盗む」などで特徴づけられる人格傾向を持つことがある。反社会性は、発症後、患者が言うところの、自他を欺く「悪魔主義」（15ページ）を構築する。

(1)「間違ったやさしさ」から嘘をつく

自他がつらい思いをすることをいやがる患者は、嘘をついて事実をねじ曲げ、つらい思いをしなくてもすむようにしようとする。しかし、それは、問題の解消を図るものであって、解決するものではない。この、嘘をついて自他を苦痛から守ろうとする心的態度は、「間違ったやさしさ」（76ページ）と呼ぶのが妥当であるが、これについては回避性の項（72ページ）で詳述する。

(2) 盗む

恥ずかしがりで、臆病で、よけいな気遣いをする患者は、言いたいことが言えない。そして、両親は患者の要求に気づかない。しかし、欲しいものは欲しいので、患者は盗む。あるいは、患者の気持ちにはおかまいなしに自分の基準を押しつけてくる強迫的な親への反発から、患者は親から「悪い」と言われてきたことをあえてすることがある。また、自分にかまってくれない演技的な親にかまってもらおうとして、万引きを繰り返したりする。そのとき、していることは悪いに相違なく、患者もそれを認めないのではないが、その動機や目的は自分の正当性を追及するものであり、患者には罪悪感が湧かない。

摂食障害における盗みは、手詰まり状況で、欲しいものが手に入らないことや、両親への反発ないし両親への訴えとして生じているもののようである。

(3) アンフェアな自分

患者は、自分が間違っていることを知りながら、人に自分の肩を持ってもらおうとし、そうしてもらえないと相手に期待はずれ感を覚える。ひとりぼっちを生きてきた患者は、おそらく、味方が欲しいのであろうと思われる。

また、素直に親に甘えられない鬱憤《うっぷん》を晴らしたいのと嫉妬心から、患者は、親や同世代者とうまくやる同胞をいじめることがある。しかも、それでいて、外では格好をつけて「よい子」の演技をする汚い自分に苦しむ。

(4) 自分で自分を洗脳する

現実を回避する患者は、発症後、自己愛的な世界にひきこもり、空想的な願望を充足させて、自己満足を得ようとする。それは、例えば、「痩せればすべてうまくいく」「今不幸でいれば、やがて幸せがやってくる」「手首を切ればスッキリする」などである。これは、「自分が自分をだまして洗脳する」ものである。

6　境界性と見捨てられ不安

(1)「見捨てられ不安」「見捨て」「裏腹な行動」

「自分はダメな存在で、人の期待を裏切る存在だ」と患者は思い、「相手を満足させない自分は見捨てられる」と脅える。それは、自分の思う理想のとおりではない自分に幻滅し、患者が、自分で自分を見捨て、それを親や友人らに投影するものである。そのような患者は、自分を見捨てるだろうと思える対象を自分から見捨てることで、見捨てられを防ごうとする。例えば、患者は両親から離れようとするが、内心では「引き戻してほしい！」と願っており、患者の気持ちと行動は裏腹である。

(2)　足踏み状態

そのような葛藤を持つ患者は、成長することをやめて、いつまでも子どものままでいようとする「足踏み状態」に入る。それを見た親が自分の気持ちに気づいてくれ、自分を連れ戻しに来てくれることを期待するものであると考えられる。この状態に陥った患者は、「そのときから時間が止まっている」と表現する。

(3) 置いていかれる不安と焦り

前に進もうとしない自分を尻目に、まわりの子らは皆、生きる目的をもって前進していく。一方、取り残された患者は、不安になって焦る。このとき生じる「置いていかれる不安」は、患者が足踏み状態に入ることによって生じたものである。

(4) ひとりぼっち感

「人に迷惑をかけるな！」と言われ続けてきた患者は、親に頼れないまま放り出されている幼い子どものようである。患者は、夜ひとりになると、誰にも頼れず誰とも結ばれていない寂しさと不安にいたたまれなくなり、誰かに抱きしめてほしくなる。このひとりぼっち感は、見捨てられ不安の防衛として患者がみずから親を見捨てたこと、両親がそのような患者に気づかなかったこと、秘密主義（150ページ）に入った患者が仲間関係を持とうとしなかったことなどから生じてくる仲間はずれ状態によってもたらされると考えられる。

7　演技性と外見

見捨てられ不安を防衛するためにみずから親を見捨てた患者は、その寂しさに耐えかね、後述する「方便の自分」（99ページ）である「よい子」や「悪い子」の演技をして、親とのかかわりを取り戻そうとする。

(1)　外見に気がとられて中身がおろそかになる

自分のセンスや判断に自信がない患者は、世間の流行や、「自分が正しい」という強迫的な親の言うことに強く影響される。

患者が外見にとらわれ始めるのは、「外見でもてたりもてなかったりすることに気がつく思春期の頃から」だという。外見がよければ人に求められることを知った患者は、安直に対処できる外見のほうにばかり気が行き、地道な努力の積み重ねを必要とする、人間的な中身への取り組みをおろそかにするようである。

(2) 人の目を意識する

演技性を持つ患者は、人の注目を集めることができる自分に存在価値を覚えるようである。それは、逆に言えば、誰にも目を向けてもらえないと、自己存在の不確かさにいたたまれなくなるということである。患者は、他者のまなざしがないところでは、自分の外殻が意味を失い、自分という存在が不確かなものになる。つまり、自分を演じる患者は、自分を見る観客の目を必要とする。見られることで自分の存在価値を確かめるのである。痩せていることは、同世代者間で公認された価値であるが、発症後、患者は、痩せている自分には存在する価値があると思って充足感を覚え、太っている自分には存在価値がないと思って空疎感に苛まれる。「ガリガリに痩せていると、人は見てくれるけど、ブクブクだと目をそらされる」と患者は訴える。

(3) 性的に誘惑的または挑発的

寂しい患者は、欲しい対象を性的に誘惑して手に入れようとすることがある。そこには、わかり合いのためのコミュニケーションや信頼の積み重ねというプロセスがない。患者は、これを、「体からもっていく」という。人間的内容を確かめながら信頼の絆を結び合わせていく関係を知らない患者は、人を得ようとして、性的魅力という力をあてにする。

(4) 「ひとりぼっち」の自分

しかし、演技していると、患者は疲れ果て、わずらわしくなって、ついには人を遮断する。あるがままの自分を隠して「よい人」を演じ、結局は人を遮断するため、一貫して「ひとりぼっち」である。

8 自己愛性と自己満足

自己愛性は、オールマイティな存在であることができる誇大な空想の世界を提供し、何もうまくやれない患者に、みじめな現実を忘れさせる自己満足を覚えさせる。そして、患者に、「間違ったプライド」(70ページ)を抱かせ、現実を突きつけてくる人に反発させる。また、両親に褒められたことがないと思って劣等感に苛まれている患者に、人に勝つ優越感を得させようとする。さらには、現実を自分の空想で塗り替えようとさせ、現実世界に混乱を引き起こす。つまり、患者は、現実世界を自分の空想の世界に巻き込もうとする。

(1) 空想の世界でひとりよがりする

患者は、空想の世界が大好きで、小さな現実には関心が湧かず、ありきたりな毎日の繰り返しが退屈でしかたがない。そのような患者は、しばしば空想の世界に入り込む。患者は、「空想の世界で、現実にはできないことを想像する。空想の世界では望むことが何でもできる。経験を積んでいない自分は、現実の世界ではどうしてよいかわからない。空想の世界に入るのはひとりよがりみたいなもの」だと言う。

(2) 苦渋に満ちた現実を忘れるために空想の世界で酔う

いつも激しく言い争い、互いにそっぽを向き合う両親を見ては、「家庭の崩壊を食い止めるために、私は、自分をゴミ箱扱いし、嘘やごまかしなど、家のありとあらゆるゴミみたいな汚いものを全部吸い取ってきた」「その苦痛を緩和するためには、空想の世界で酔うしかなかった」と患者は言う。

また、陰で悪口ばかり言い合っている家族を見て、「家族がそうなのだから、まして他人は血のつながりもないし、人はよいものではない」「無償の愛なぞない」「すべては建前や嘘だ」と患者は思う。人を信じることができない患者には、現実が怖くてたまらず、自分にとって甘美な理想的な空想の世界を生きようとする。

(3)「負けている」という思いと反発心

我を張り合う両親に、患者は、内心激しい反発心を抱く。患者は、実は「相手が我を張ると自分も我を張りやすく、相手が素直だと自分も素直になる」。そして、患者は、「我を押し通す自分は生意気でかわいげがないと思う。そういった子どもじみた自分がいやになる」と言う。

この反発心は、ごまかしの理屈を言う演技的な親や、ごまかしの正当性を主張する強迫的な親に、そして、自分とは異なりよいものを持っている同世代者に「勝ちたい」という気持ちとなって、患者の中で凝り固まっているようである。患者が人に勝ちたがるのは、自分が「負けている」と思うからであり、家族関係でも同世代者との関係でも「仲間はずれ状態」にある患者は、そのような自分を敗者としてとらえる。これは、すてきな誰かまたは何かを手に入れることができなかった自分を否定的に評価するものである。この「人に勝ちたい」という心性は、摂食障害を発症させ維持させる原動力のひとつになっていると考えられる。そのような自分に患者が苦しんでいることが、治療を進めていく糸口のひとつになる。

(4) 特別扱いされたがる理由

患者は、「自分は特別の存在だ」と考える。そして、その自分が「本当の自分」(104ページ)であり、現実の「この自分」(99ページ)は「方便の自分」(99ページ)でしかないと考える。これについては後に詳述するが、あらかじめ触れておくと、患者は、両親(や同世代者)との関係で「本当の自分」を出せず、「よい子」や「悪い子」という「方便の自分」しか示すことができない。そして、患者は、「表面しか見えない人々には自分のことはわかってもらえない」「権威ある特別な存在だけが私を認めてくれる」と考えるのである。

しかし、この自己愛的な「本当の自分」の感覚は大切にされる必要があると思われる。なぜなら、「本当の自分」は「方便の自分」の背後に逼塞《ひっそく》していると推測され、その「本当の自分」を呼び覚まし、展開させていくことが、患者の自己実現につながると考えられるからである。

(5) 「間違ったプライド」

親に褒められたことがないと思っている患者は、権威者に賞賛されたがる。その反対に、批判されたと思うと自分が全否定されたように感じる患者は、自分の欠点に触れてくるものすべてに反発する「間違ったプライド」を持つ。例えば、患者は、誰かから注意されると、内容よりものの言い方に注意が向き、「叱られた」「否定された」「プライドが傷ついた」と人を責める。そして、非のある自分の現実を認めず、意地を張る。また、それを持っている場合は、自分の美貌や学力を内心強く誇っており、しかし、そのような生来的な力にばかり頼って、自分を向上させ磨き上げる努力は十分に払っていないように見受けられる。

(6) 反省を妨げる反発心

患者は、自分の欠点や問題点に目を向けて取り組むことができにくい。反発心のために、反省しにくい。この反発心は、患者が強迫的な親に否定されてきたことや、依存したくて自分の判断をみずから否定してきたことの繰り返しによって、患者の自己愛が損傷を受けて生じたものではないかと考えられる。

患者が持つ「間違ったプライド」は、自分を守るためには必要だったが、人間的に生長することを阻む障壁になっている。そのため、患者は、同時に併せ持つ批判精神に富む回避的な自分に、内心でひどく苛まれている。

9　回避性と弱い自分

以下に述べるマイナス思考が不安感を刺激して、患者は、自分やまわりの現実に取り組むことができない。また、これも以下に述べる、自分に甘くやさしい「間違ったやさしさ」（76ページ）を持つ患者は、つらい現実から逃げるだけになる。

(1)　マイナス思考

患者は、物事の悪い側面にばかり目を向け、悪い方向にばかり考える癖を持つが、それを「マイナス思考」と呼ぶ。マイナス思考を持つ患者は、「(それは)うまくいかないだろう」「自分にはできないだろう」と自分で決めつけて、取り組まずじまいになり、権威者、例えば両親に「許可してもらえないだろう」とひとり合点して、言い出さないままになる。このため、何も始まらず、何もできず、何も解決しない。

(2)　よけいな気遣いをして遠慮する

妹の誕生を前にして、患者が黙って一座の中心人物の座から降りるのは、妹への嫉妬心や親への独占欲が刺激され、しかし、その感情の醜さにいっそ何もかも放り出してしまおうとするからである。また、忙しそうな親を目の当たりにして、親に迷惑をかけないように何でも自分でするのは、親をわずらわせて嫌われるのが怖いからである。

患者は、このように黙ってみずから退く。しかし、そのことを誰にも気づいてもらえず、頼りにすべき親を失ってひとりぼっちになる。比喩的に言えば、患者は、親をめぐる争奪戦で、妹や親の忙しさを敵として、みずから負けに行くのである。

(3) その資格がないと考える

患者を取り巻く家庭環境や、患者のマイナス思考や批判精神は、患者に、「自分にはその資格がない」という考え方をさせる。

例えば、演技的な親に拒否され、強迫的な親に否定され、「自分は家族に嫌われている」と思う患者は、一家の団欒の場に入れない。また、諍《いさか》いをしやすく感情的になりやすい両親に警戒していなければならなかった患者は、過剰な冷静さが身につき、年齢相応の天真爛漫な遊びの場に入ることができない。そして、親に褒められず、叱られてばかりいたと思っている患者は、劣等感を抱き、やる気をなくす。

　また、「かわいい子がかわいい服を着るのが当たり前」「美しい男女でないと恋愛できない」といったお仕着せ的なものの考え方をする患者は、「太っている自分が楽しい世界に入るのはおかしい」と、みずから自分の欲求を制止する。臆病で勇気がない患者は、自己批判的に、「自分にはそれをする資格がない」と考えるのである。そして、親にかまってもらえないのは自分が「悪い」からだと見なす患者は、「自分には幸せになる資格がない」と考える。ことさら、患者に、回避性に加えて失調型性が強い場合には、それが極端な現れ方をし、例えば、「よい子でない自分は幸せになる権利がない。それなのに幸せになれば、罰が当たって幸せが取り上げられるだろう」と魔術的な思考をし、「だから、はじめから幸せにならないように、愛の芽をひとつひとつつぶそうとしてきた」と訴えたりするのである。

　自分を突き放してくる環境のもとにあり、マイナス思考を持つ患者は、情緒的な睦み合いや幸せの体験に触れることができない。発症後の患者が、「痩せると積極的になれる」と期待するのは、自分のマイナス思考という消極性に苦しむからである。

(4)　回避と代償行為

マイナス思考のため現実に取り組むことができず、現実から逃げる患者は、空想の世界に入り込んで自分の外見に取り組み、自己満足を求める。それは、「痩せると自分が価値のある存在になれる」と患者が空想的に思うからであるが、その際、外見に取り組むとは、自分が自分に摂食障害という言い訳をすることである。それは、現実の世界でなすべきことをせず、空想の世界で別のことをして何かをしたことにする代償行為である。

患者は、そのような自分を嫌い、人にも嫌われるに違いないと思って苦しむ。ある患者は、その苦痛と恐怖を自分にかまってくれない演技的な親にぶつけ、「殺してくれ！」「死にたい！」と泣き叫ぶ。それは、「なぜ育ててくれなかったのか！（手を添えて育んでくれれば、自分もやる気のある子になれていただろうに）」と責めるものである。

(5) 批判精神

患者は、周囲に対する警戒心や不信感を持ち、そのため、心の内では、旺盛な批判精神を持つ。この批判精神は、自他の「悪いところばかり見る悪い癖」となって患者を腹立たせ苦しませる。批判精神が強い患者は、「自他のあらを探し出しては怒りを覚え、憎んでおとしめようとする衝動に突き動かされる」と言う。

(6)「間違ったやさしさ」

回避性には深い共感性や感情移入の能力が含まれており、それは、自他が傷ついてつらい思いをすることをいやがる「やさしさ」を生じさせる。ところが、それに反社会性が伴うと、以下に述べるような「間違ったやさしさ」と呼ぶべきものが生じる。

「間違ったやさしさ」は、自他のいずれかを守ろうとするものである。相手に甘くやさしくする場合には、自分に罪悪感を抱かせ、相手の問題を不問に付し、「あなたは悪くない」「全部自分が悪い」となす。これは、「人への間違ったやさしさ」である。一方、自分に甘くやさしくする場合には、相手に罪悪感を抱かせ、自分の問題を棚に上げ、「自分は悪くない」「全部あなたが悪い」となす。これは、「自分への間違ったやさしさ」である。これらは、苦痛の解消を図るものであり、問題の解決を遠ざけることと、事実とは異なっていることにおいて「間違って」いる。

この「間違ったやさしさ」は、類型を問わず、摂食障害の基本態度のひとつと考えられる。

(7) 加害者意識と被害者意識

「間違ったやさしさ」から加害者意識と被害者意識が生じてくる、と考えられる。加害者意識は、相手に甘くやさしくすることによって、被害者意識は、自分に甘くやさしくすることによって生じる。加害者意識は、自分が相手によくできなかったと感じたときに抱かれ、被害者意識は、相手が自分によくしてくれなかったと感じたときに抱かれる。しかし、現実の加害や被害は出来事としては何も生じていない。

例えば、臆病な患者は、対立が生じると恐怖でいっぱいになり、焦って何も思いつかず、何も言えないまま退いてしまう。そして、後で悔しい思いをし、「自分が何も言えなかったのは聞いてくれなかった相手が悪いせいだ」とする。これは、被害者意識に陥った患者が自分の問題を人に転嫁して人を責めるものである。

しかし、そのような患者が、対立をいやがり、仲睦まじさを求めるのは、激しい感情が伴う批判が飛び交うと人間関係が壊れてしまうことを恐れるからである。諍いを収めたいと願うが、どうしてよいかわからずパニックになる。

10　依存性と「面倒見」

「人の面倒を見る型」と「人に面倒を見てもらう型」の依存について述べる。人の面倒を見る型の患者は、そのような形で人を束縛し、その人が自分の手元を離れていくのを阻止しようとする。人に面倒を見てもらう型の患者は、自分の力を放棄して相手を束縛する。この二形態の依存は、基本的には強迫的な親と患者とでそれぞれ担われているが、親とこの依存関係が構造化されていないときは、同胞や教師などの他の誰かとそれが持たれていることがある。この依存形態には、見捨てられ不安に基づくしがみつきのニュアンスがある。

(1)　面倒を見る型の依存と面倒を見てもらう型の依存

人の面倒を見る型の患者は、人に頼られないと自分の存在意義を失う。言いかえると、この型の患者は、自分に依存する人にしがみつく。人に面倒を見てもらう型の患者は、人に頼れないと途方に暮れる。この型の患者は、自分を依存させてくれる人にしがみつく。

(2)　「よけいな気遣い」と「間違った甘え」

面倒を見る型の患者は、見捨てられることを恐れて、要らぬ親切やお節介を焼く。つまり、要らぬ気遣いをする。人に重い思いをさせて嫌われることを恐れる、面倒を見る型の患者は、見捨てられ不安のために、人に甘えたり頼ったりすることができない。そして、そのような患者は、

「頼ると頼りきり、甘えると甘えきるだろう」と恐れる。

その一方、面倒を見てもらう型の患者は、「判断を間違えて人の期待に沿わないことをする自分は、人から相手にされなくなるだろう」と恐れ、自分で物事を判断することを放棄し、自分からは何もしないことで、人が患者の面倒を見るしかないようにさせる。患者は、しかし、「自分に甘えて見境をなくしている自分が人に見捨てられる」ことを恐れねばならない。

(3) 空想上の全能感と現実の無能感

面倒を見る型の患者は、空想上の全能感を抱きつつ現実の無能感に苦しみ、器量不足の自分に失意を抱いて、「人の期待に応えることができない自分は要らぬもの扱いされる」と脅える。すなわち、面倒見とは、見捨てられまいとするものである。面倒を見てもらう型の患者、とりわけ非排出型は、空想的な全能感は抱かず、無力で無能に思える自分に苦しみ、見捨てられることに脅える。

11　強迫性と潔癖性

患者は、強迫性に基づく純粋志向性や完璧主義を持つ。患者の潔癖性は、自分の非生産的な存在と、それにもかかわらず抱いてしまう食欲を憎む感覚と関連しており、自分に罪悪感を覚える。患者は、自分を、「消費するだけで何も生産しない、食欲を満たすに値しない存在」だと見なし、「働かざるもの食うべからず」という信条を持ち、欲望、ことさら食欲を汚いものと見る。

(1)　純粋志向性

純粋志向性は、摂食障害患者の強迫性に含まれているが、患者は、比喩的に「天使のような純粋な魂」を持つ。この純粋志向性は、神経性無食欲症、ことさら制限型に認められやすく、非生産的なものを否定する倫理道徳観を患者に抱かせ、一人前に働けないくせに食べている自分をとがめる罪悪感を形成する。

(2)　完璧主義

完璧主義は、無茶食い／排出型にしばしば認められる。自分に自信がない患者は、自分にやれそうにないことは避け、やれそうなことで完璧を求め、人に褒めてほしくて頑張る。完璧にやって自己満足を得たいのと、自分の存在価値をまわりに認めてほしいのと、ふたつの理由による。それは、傷ついた自己愛を修復させようとする試みであり、患者は、そうすることで自分を認めてくれなかったと思える家族や世間の人々の鼻をあかしたいと願う。しかし、そのような患者は、ひとつうまくやれないと、無能な自分に直面したくないために、すべてを放り出して逃げる。

(3) 許さない正義感

先に述べたように、潔癖な患者は、汚い欲望が許せない。患者は、食べることの快楽によって自分をだまして生き続けることを嫌悪する。患者は、非創造的で非生産的な、期待を裏切る自分が許せない。

また、境界的な理想主義を併せ持つ患者は、期待を裏切る人を許せない。例えば、患者は、配偶者役割も親役割もこなせない演技的な親が許せなくて暴れる。

(4) 罪悪感と似非倫理

患者の強迫性は、自分の反社会性に罪悪感を覚える。しかし、反社会性は、強迫的な倫理観をすら自分の利益のために利用することがある。すなわち、反社会性と強迫性が結びつくと、そこには人を押さえ込むための似非倫理が生じる。

患者の潔癖性には道理の整わない面があり、例えば、一人前に金銭を稼げない子どもが親に何か買ってもらうことにすら後ろめたさを覚えさせるような面がある。このことには、患者自身がそのような考え方をする強迫性を持つことと同時に、吝嗇《りんしょく》な強迫的な親が、一見すると倫理道徳的な理由をあげて、患者の欲求ないし欲望をたしなめて否定することが関与している可能性がある。お金に吝嗇な強迫的な親は、叱ることで患者の罪悪感を刺激し、患者にお金を使わせないようにしようとする。強迫性を持つ患者は、そのため、お金を使うことに罪悪感を抱き、禁制を破ろうとすると叱られるという恐怖心が頭をもたげてパニックになる。

(5) 代償行為としての強迫

摂食障害患者の不潔恐怖や強迫行為は、問題の本質に取り組まずにいる罪悪感に苛まれ、何か他のことをやって帳尻を合わせて気分的にスッキリしようとするものである可能性がある。倫理道徳的な患者は、何もせずにダラダラしている自分をとがめる。そのとき、掃除したり手を洗ったりすると何かをやったという達成感が得られ、罪悪感が消失する。この、達成感が罪悪感を打ち消す仕組みは、代償機制から理解できるが、発症後、患者が、痩せを達成して非生産的な自分の罪悪感を帳消しにしようとすることにつながっている様子である。

強迫的な親に叱られることを恐れる患者は、自分が失敗することを怖がる。そのため、患者はそれをせずに別の何かをする。例えば、掃除などの、しても親から叱られるはずがないと思えることをする、などである。患者が強迫的に何かに取り組んでいるときは、実は、何かをするのを避けているときである。このことは、発症後の患者が強迫的に痩せようとすることや、食べて吐くことに関与していると推測される。

第2章　否定的な自己像（低い自己評価）

この章では、摂食障害に共通して見られる患者の否定的な自己像を取り上げる。

1　自分の存在と判断に自信がない

(1)　存在基盤の脆弱性

患者の家は家族の絆が薄い。その理由は後に詳細に検討するが、患者のことをいえば、回避性を持ち恥ずかしがりの患者は、自分から親に甘えることができない。しかし、患者は、親が自分にかまってくれないのは、「自分のことなぞ、どうでもよいからだ」「自分の存在は無意味だ」「居ても居なくてもよい存在だ」と被害的な感想を抱くらしい。両親と情緒的な交流を持つ機会に乏しかったらしい患者は、自分の存在基盤が脆弱になる。

例えば、患者は、自己存在の無意味感を持つ。それは、患者が思うところによれば、「自分の経験に対する両親のレスポンス（応答）がなかったから」である。そして、そのため、患者の中には大きな虚無感が広がり、患者は自己存在の無意味感を味わってきた、という。

そのような患者は、自分が存在してよい保証を求める。患者は、人からの「よい評価」を得ようとしてがむしゃらになる。例えば、患者は、「人に必要とされるそこに居てよい存在」であろうとして、「よい人」をやり、有能で魅力的な存在だと人に思ってもらおうとする。

また、自分の存在を肯定してほしくて、患者はわざとあべこべを言う。自分を否定することを口にして、それを他者に打ち消してもらうことで自分に保証を得ようとする。それは、例えば、「自分なんか居なければいいのだ！」などである。そのような患者は、いつも人の目が自分に向いていることを求める。人に自分を見てもらえず自分に光が当たらないと、自分の存在感が希薄になり、患者は、自分が生きているという感覚が持てないようである。このことは、発症後の患者が痩せ続けようとすることに関連しているように思われる。

(2)　判断基準の脆弱性

見当はずれな判断から思いがけない結果を招くことが多い患者は、「自分の判断は間違っている」と思い、自信がない。幼い頃から、人から何か強く言われると容易に自分の判断を放棄し、自分の意思も定見も持てなかった。「自分の芯というものがなかったような気がする」と言う。

また、感情的になりやすい演技的な親の機嫌を損ねないように、自分を押し殺していなければならなかった。演技的な親への警戒心から、患者は、演技的な親中心のものの考え方をするようになっていて、自分独自の考えが持てなくなっていた。このことは、発症後、独自性を強く求めることと関連しているように思える。

患者は、自分には判断力が乏しいことがわかっている。判断を間違えやすい患者は、失敗しやすくて、いつも強迫的な親に叱られていた。叱られる恐怖に脅え、うまくやれないダメな自分にみじめな思いをする。自分の判断に自信が持てない患者は、思い切って物事に取り組むことができなかった。痩せようとしたことを、「とにかく自分が何かできることを証明したかったから」だと説明する患者がいる。

2　中身にも外見にも自信がない

患者の自意識の中心にあるのは自信のなさである。

①境界性を持つ患者は、自分のあらゆる人格的側面に苦悩し、自分の身体的外見を厭う。患者は、自分が思い描く理想から自分の現実を見下ろして幻滅する。

②反社会性を持つ患者は、嘘をついてつらい現実をごまかそうとするが、そのような自分を嫌悪する。

③自己愛性を持つ患者は、周囲から否定されると「ダメな子意識」を持ち、劣等感でいっぱいになる。

④演技性を持つ患者は、「よい人」としての自分を示して人の歓心を買おうとするが、その一方で、自分の卑屈さに自己嫌悪を抱く。

⑤回避性を持つ患者は、批判的な自分がその場の雰囲気を壊してはいけないと自ら身を引きがちなため、ひとりになりやすく、そのため、他者から承認される機会も少なく、自信がない。

⑥依存性を持つ患者は、親が敷いたレールの上を歩かされることをよしとしてきたが、そのた

め、体験不足になり、そのような自分に自信がない。

⑦強迫性を持つ患者は、何かの手ごたえを自分に得ようとして、がむしゃらになって突っ走る。しかし、本来自分からしたいものがあるわけではないので、思うような結果は得られず自信をなくす。

3　傷つくことを恐れての不信感

患者は、期待感を抱く。期待感には、「自分への期待感」と「相手への期待感」があり、期待感が満たされないとき、「期待を裏切る自分」と「期待を裏切る相手」がそこに生じる。「裏切る」というのは、信用して自分を預けたのに頼りにならなかったことを指すと考えられる。すなわち、摂食障害患者において、「信じる」とは、「頼れる」ことと同義である。また、期待感を抱くのは、「そうであってほしい」とする願望であるが、それは、そうでないと先へ進めない自分への励ましである。しかし、しばしば、現実の自他は、患者にとって期待を裏切る存在である。このとき、患者の期待感は傷つき、患者は、自他を頼りにできず、自他に不信感を抱くのである。すなわち、両親への期待はずれ感、自分への期待はずれ感、世間への期待はずれ感を抱くのである。

4　生きることの無意味感

(1)　虚無感

自分への「間違ったやさしさ」を用いる両親に、患者は、自分を主張すると突き返され、何か言っても許可してもらえず、何を期待しても裏切られると思えた。そのため患者は、やる気を損ない、生きる張り合いを失い、深い虚無感の底に沈み込む。そのような患者は、自分にうまくできないことがあると、生きることの無意味感に襲われて投げやりになる。

演技的な親は、患者が社会で有利に生きていけることを願い、高学歴などを身につけさせようとし、「それではダメだ」「もっと、もっと」と叱咤する。強迫的な親は、患者を一人前にしようと願い、患者の短所や欠点を叱り、否定する。しかし、ダメ扱いされ否定されるだけで改善の仕方を教えてもらえない患者は、自分ではどうしてよいかわからず、途方に暮れて意気消沈するだけになる。このようにして、「打たれ弱い」患者ができあがる。

(2) 居てても居なくてもよい自分

「親に大事にしてもらえなかった」という思いが、「居なくてよい自分」という自己像を招くようである。演技的な親は、患者のことをはじめ、家のことにはかかわろうとしない。強迫的な親は、自分が安心しているときは患者に目を向けず、他の心配事に一生懸命になる。また、自分が安心できることしか許可せず、「ダメ！」と患者を拒否する。すると患者は、「目を向けてもらえず、許可してもらえない自分には存在価値がない」と思う。それ以来、「不要な自分が何かしたいというのは悪いことであるように思え、自分の人生を投げた」と患者は言う。

親に目を向けてもらえず、自分の言うことを受け止めてもらえず、何の力もない自分に、患者は幻滅する。「自分にはよいところがない」と思う患者は、「自分は誰からも愛されず、求められない存在だ」と合点し、「魅力がない自分は人に相手にしてもらえないだろう」と恐れる。また「よいものを生み出さない自分は人の期待を裏切る、居なくてよい存在だ」と思い、「役立たずな自分は誰からも見捨てられるだろう」と脅える。

(3) マイナス存在の自分

患者は、自分を「ダメ人間」だと思う。何も創造せず、消費するだけで、取り組むことが求められている課題から嘘をついて逃げる自分にマイナスの存在を見る。

患者には、「これが自分だ！」と誇れるものがなく、輝いた自分を生きることができない。親と自分への期待感が裏切られてきた患者は、その失意から、現実には関心が持てず、何もつくり出そうとしない。そして、患者は、そのような非生産的な自分に苦しみ、自己存在の無意味感に苦悩する。患者は、自分が生産的なときは「居てよい」と思えるが、非生産的なときは「居なくてよい」と感じる。人生を半ば投げている患者は、自分を「消費するだけのマイナスの存在」として規定し、「マイナスを帳消しにしなければならない」という負い目を持ち、「まわりに迷惑をかけてはいけない」「有意義で創造的な存在にならないといけない」という強迫観念に駆り立てられてきた。これは、創造に生きることが、摂食障害においていかに治療的であるかを示すものである。しかし、現実には、患者は自己愛的な空想の世界で全能感や自己満足を味わおうとするだけであった。

5　仲間はずれ感

患者には孤立しやすさがあり、家族や同世代者との関係で、いわば「仲間はずれ状態」を生じる。

(1)「見捨て」と「見捨てられ」

理想を求める境界性を持つ患者は、期待を裏切る親に幻滅し、「こんな親に甘えてなんかやるものか」と親を見捨てる。またその一方、期待を裏切る自分に幻滅し、親の期待感を傷つけるのを恐れて、親と深いかかわりを持たないようにする。これは、見捨てられるのを恐れて見捨てるものである。

(2) 対立を嫌って退く

回避性を持つ患者は、恥ずかしくて素直に自分を表現することができず、人に甘えることがうまくできない。また、対立を嫌う患者は、それが生じそうに思われるとき、相手を気遣って遠慮してみずから身を引く。患者は、これを、「相手が傷つくくらいなら自分が傷ついたほうがまだましだから」と説明する。どうしてもつらい思いをしなければならないなら、患者は、相手が傷つかないように、自分がすべてを吸収して我慢しようとするのである。

例えば、親子関係では、患者は、忙しそうな親の迷惑にならないように、親への甘えを慎み、黙って何でもひとりでやる。そのとき、一生懸命になると他に気が回らない強迫的な親は、そのような患者を見て安心し、患者にかまうことを失念する。一方、家庭にどうかかわってよいかわからない演技的な親は、もともと家庭にかまわない。すると、自分を大事にしてもらえなかったと感じる患者は、「自分は居ても居なくてもよい存在だ」と見なす。

また、同胞関係では、患者はそれまで家族の注目の的であったのが、妹が生まれてからは、両親の目が妹のほうに傾き、患者は両親に相手にしてもらえなくなる。すると患者は、みずから身を引き、孤立する。そして、「自分は負けた」「必要にされていない」と受け止める。しかし、赤ちゃんが患者と戦うはずはなく、親も患者の気持ちに気づいていないのであって、これは、患者が勝手にひとり相撲をしてひとり負けするものである。

(3) マイナス思考から退く

同世代者との関係では、拒否されることを恐れ、物事がうまく運ばないことを予想するマイナス思考に陥りやすい患者は、本心とは裏腹な態度をとり、その結果、物事が悪いほうに流れていってしまう。そして、そのため、「よいものを台なしにしてしまう自分は、よいものにかかわる資格がない」と思う。

例えば、仲間の輪に入りたいのに拒否されるのが怖い患者は、「まぜて！」と言うことができない。さらには、内心では人を見下しているくせに人とうまくやれず、自然にしゃべることもできない自分に「その場をダメにする、居なくてよい自分」を見、身を引く。これは、自分に幻滅する患者が、その場から立ち去ることで、人に見捨てられるのを回避するものである。

6　「変な子」意識

患者には、自分が「変な子」であるという意識があり、まわりからそう言われることもあれば、みずからそう思うこともある。「変な子」とは、患者の摂食障害的なあり方のすべてを指すが、ことさら、人に溶け込まない傾向をいうことが多いようである。その傾向の現れ方は各類型により異なっており、以下の特徴を持つ。

①**まわりに溶け込もうとしない制限型**――制限型は、まわりに溶け込もうとせず、まわりに勝つことで自分の位を上げようとする。これは、「一段低い自分」という自意識に駆り立てられ、勝ち上がりを目指すものである。

②**世界を共有できない無茶食い／排出型**――無茶食い／排出型もまた、ひとりで居やすい。それは、他の子たちとは感性が異なっていて、世界を共有することができないからである。その感性の違いは、バラバラな家庭への失意、それがもたらす虚無感や空想などに由来する。

③**親に嫌われようとする排出型**――排出型は、自分を好きになってくれない（とひとり合点した）親への未練を断ち切るために、いっそ親に嫌われようとして意地を張って反抗し、反社会的な行動を繰り返すことがある。

④**ダメな自分を演出する非排出型**――非排出型は、親にも自分にも幻滅し、ダメな自分を演出することで親から期待されない子どもであろうとし、あらかじめ責任を回避しようとする。

7　子どもみたいな自分

(1)　わがままな甘えん坊

患者の対人関係は、「警戒心」と気持ちの「許しすぎ」とで成り立っているようである。これは「甘えられない」のと「甘えすぎ」の違いと言いかえることができる。警戒すべき相手に患者は「よい子」または「よい人」をやり、気を許した相手には甘えすぎて、まるで配慮をしなくなる。言いかえれば、患者は、子どものような見境のない依存を行う。

また、マイナス思考を持ち自信がない反面、プライドばかり高くて意地を張る患者は、負けん気が強く、素直でない、わがままな甘えん坊である。

(2)　性役割がこなせない自分

患者は、性役割をこなすことができない。それは、それを身につけることをいやがるか、度外視してきたからである。体験に乏しく、人間としても女（または男）としてもまるで能力が身についていない未熟な自分に、患者は否定的なものを見る。

女らしさというものに抵抗感を覚え、自分の女性性を受け入れようとしない事例がある。例えば、異性に依存する目的で女を道具化しようとすることにプライドが耐えられないこと、男や女を生きるという感じの演技的な親に女扱いされることに気持ち悪い思いをしたこと、強迫的な親も強迫性を持つ患者も頑なな倫理道徳観に縛られて、性的なものへの抵抗感が強かったこと、また、親の目を自分に引き寄せようとして「足踏み状態」に入った患者は、いつまでも子どもで居続けようとしたこと、さらには男と勝ち負けを競って性を度外視してきたこと、などである。

そのような患者は、「一人前の女」として生きていく自信が持てない。よい妻になれず、よい母親になれないだろうと思う。そして、自分が内面的な成熟を遂げていないと思い、患者はそれを演技でカバーしようとする。しかし、何かに没頭すると演技を忘れる患者は、自分が子どもであることがまわりにばれることを恐れる。

第3章　三つある自分

自分の中には、現実に表に出している「この自分」と、それに干渉してくる「もうひとりの自分」と、表に出せずにいる「本当の自分」の三つがある、と患者は言う。

1　「この自分」

「この自分」の中には「よい子」と「悪い子」がいる。建前としての「よい子」が表面にいて、その背後に本音である「悪い子」がいる。それらはいずれも「方便の自分」であり、患者がそれと思う「本当の自分」（104ページ）ではない。

「よい子」とは、相手優先で、相手の歓心を買って自分の存在を認めてもらおうとするものである。「悪い子」とは、自分優先で、力ずくで自分の存在を相手に認めさせようとするものである。臆病で小心な患者は、人に頼ることができるように、「人に厭われないよい子」でいようとする。「相手を満たす『よい子』にしていれば人に好かれ、自分を通そうとする『悪い子』でいれば厭われる」と考えるからである。

そのような患者は、権威者、例えば両親の目の前では「よい子」だが、その目が届かないところでは「悪い子」になる。両親のうち、一方の演技的な親は、家族役割をこなせない自分を責められているように受け止め、感情的になって患者を責める。もう一方の強迫的な親は、自分には判断がつかないことと将来の取り越し苦労による不安のために、患者を怒る。そのような両親への恐怖から、患者は、「親たちを満足させるよい子」でいなければならない。すなわち、患者は、両親それぞれの不安を解消する「よい子」の役割を担うことを強いられているのである。

例えば、患者は、慎み深くて何でも自分でやる、手のかからない「よい子」を演出して、親の歓心を買おうとする。それは、親に厭われて見捨てられることを恐れるからである。また、患者が人に甘えたり頼ったりしないのは、自分が、甘えっぱなしの頼りきりになって相手に重い思いをさせ、嫌われて見捨てられると予想するからである。自分優先の親たちに見捨てられないようにするには、相手優先の「よい子」をやらねばならず、しかし、「よい子」を続けていれば、不満が嵩じて自分を優先させたくなる。そこで、両親の目が届かないところでは、人を押しのける

「悪い子」をやってしまうのである。

「よい子」にしろ「悪い子」にしろ、それは、他者の目に映った自分のイメージである。患者が権威者や同世代者の前で「よい子」や「よい人」を演じるのは、自分の存在価値を他者の評価に委ね、それを自分がそこに居てよい保証にしようとするものである。「よい子でいないと人は振り向いてくれないと思う」のは、「美点は好まれるが欠点は嫌われる」という発想による。

しかし、「よい子」にしていても報われない。「よい子」にしていれば、つらいレスポンスは返ってこないが、言いたいことが言えず、したいことができない。そして、親たちは、そのような患者に満足しているだけで、患者が親に求めているものを満たそうとしなかった。患者は、よい子をやっても報われず、むなしいばかりである。

そこで、患者は、「悪い子」になって、親を自分にかまわせようとする。悪いことを繰り返して、患者は親を揺さぶり、自分にかまってくれない演技的な親に心配してもらおうとし、気持ちがよそへ向いている強迫的な親の目を自分に引き寄せようとする。子育てがわからない演技的な親は患者にかまおうとしなかったし、強迫的な親は、自分が安心する対象には関心が向かなかったからである。

しかし、理想主義的な患者は、不本意なものをそこに覚える。患者は、自己存在に肯定感を得たくて「方便の自分」を使うが、患者は、「よい子」でいる自分に卑屈さを覚え、「悪い子」でいる自分に醜さを見、自己嫌悪に陥る。しかも患者は、「よい子」をやっても「悪い子」をやっても落ち着かない。なぜなら、「方便の自分」を生きていると「本当の自分」を生きられないからである。

2　「もうひとりの自分」

「もうひとりの自分」は、「この自分」をたしなめる天使的な自分であったり、「この自分」をそそのかす悪魔的な自分であったり、「この自分」を冷笑的に批判する自分であったり、「この自分」の問題のすべてをクリアしたつもりの自己満足的な自分であったりする。

患者の中には、天使のイメージの「もうひとりの自分」と悪魔のイメージの「もうひとりの自分」がいる。それらは患者の中で交互に現れては消えていく。天使的な自分は、自分が「よくなろう！」とし、「人のためになりたい！」と願う。この、天使のイメージの「もうひとりの自分」は、患者の人格を形成する、理想を求める境界的側面ではないかと考えられる。これは、神経性無食欲症の天使主義（７ページ）の形成に与っているのではないかと考えられるものである。ところが、悪魔のイメージの「もうひとりの自分」がその足を引っ張る。それは、反社会的な方法を用いてでも欲しいものを手に入れようとし、貪欲なまでに欲望を満たそうとし、自己正当化し、盗み、人に盗られる前に手に入れようとし、食べたくもないのに食べようとする自分である。そのような悪魔的な自分が動いた後で「この自分」が戻ってきたとき、患者は罪悪感にとらわれる。この、悪魔のイメージの「もうひとりの自分」は、患者の中の反社会的な側面ではないかと考えられる。これは、神経性大食症の悪魔主義（15ページ）の形成に与るのではないかと考えられる。

また、マイナス思考の「もうひとりの自分」がいる。この「もうひとりの自分」は、失意を恐れるあまり、素直に人を信じず、「期待するな」「後が怖いぞ」と患者をたしなめてくる。感情的に変に冷めていて、患者の気持ちや感情のひとつひとつを批判してくる。これは、患者の中の回避的側面であると考えられる。この回避的な自分は、物事を改善する意欲や知恵は示さず、患者の意欲を損なわせるだけである。

さらには、プライドが高い「もうひとりの自分」がいる。この「もうひとりの自分」は、自分の非や失敗を認めようとせず、「自分はこんなものではない」と思っており、「この自分」を否定して、患者に「消えろ！」「死ね！」と命令してくる。これは、患者の中の自己愛的な側面であると考えられる。

患者の自己イメージにはこのようなさまざまな「もうひとりの自分」がいて、「この自分」に何かと干渉してくるのである。

3 「本当の自分」

患者は、「本当の自分」という自己イメージを持っている。そして、患者は、「『本当の自分』はそうではなかったのに、『この自分』になってしまった」「親に育んでもらえず、よい人間にしてもらえなかった」「やる気がない、何も生み出さない、悪い人間になってしまった」と感じている。患者は、「本当の自分は豊かな人間だ」と感じている。しかし、「本当の自分」は、両親や同世代者とのかかわりから表には出せず、方便としての「この自分」が患者を覆っている。

そして、患者は、「本当の自分」を示して相手にそれとわからせるのではなく、「何も言わずともわかってほしい」と願う。患者は、「本当の自分が誰にもわかってもらえないのは、その人にまだ出会っていないからだ。そのような人はいないからだ」と訴える。ここには強い自己愛的な思い入れがあり、自分を権威で保証してほしいという願いがある。

しかし、この自己愛は尊重される必要がある。この「本当の自分」に光を当て、それが顕現して患者の中に正当な座を占めるようにさせることが、重要な治療課題になる。

第Ⅲ部　患者の対人関係

第Ⅲ部では、患者の対人関係を検討する。第1章では、家族との関係について、両親の人格傾向の諸類型において、夫婦関係や親子関係がどのような表れ方をするか、それがどう摂食障害につながっていくのか、また、患者の同胞との関係はどのような特徴を持つかを検討する。第2章では、同世代者との関係について、第3章では世間との関係について、その特徴と問題点を述べる。

第1章　家族との関係

1　両親の人格傾向

(1)　演技的な親

親の一方は演技性を持つ。そこで、この親を便宜的に「演技的な親」と呼ぶ。演技的な親は、演技性の他にさまざまな人格傾向を持つが、強迫性は示さない。

a　演技的な親の格好つけと弱み

演技的な親は格好つけであり、見せかけと内実が異なっている。人々の中に「自分が居てよい保証」を得ようとして、人にそう思ってもらいたい自分のイメージを演出する。演技的な親には隠しておきたい弱みがあるが、それは家庭的な役割をこなす能力に乏しいことであるらしい。その弱みに触れられたと思うと、演技的な親は感情的になり、何もかも拒否しようとする。

家庭人としての役割意識や役割遂行能力に乏しい演技的な親に、患者は絶望的な怒りと不信感を抱く。

症例　**格好つけをやめたら現実が見えてきた**

【父親の述懐】「過剰に格好をつけるのをやめたら、すごくいろいろなことが見えてくるというか、まわりの人たちが何を考えて生きているのかようやくわかってきた。まわりの空気が読めるようになり、人と波長を合わせることの意味がやっとわかってきた。これまでの自分は、格好をつけて感情を全然表に表さず、いつもつらくないふりとか明るいふりとかばかりしていました。これからはもう、それはやめようと思いました」〈出す、出さない、ストレートに出す、変えて出す、ですね?〉「ああ、そうですね、出すにしても出し方がありますね。これまでの自分は、ただ愛想をとり、ただ下手に出て、ペコペコばかりでした。人間関係を壊したくない、それだけでした。今は、家族を中心として、『いろいろな人が助けてくれているのだなあ』と、『いやな人もいるけれどやさしい人もいっぱいいるのだなあ』と。そして、これまでは、夢中になって仕事をして、頭の中は百メートル走をしていたけれど、それは、世間に自分を受け入れてもらいたかったのと、家庭のことを忘れるためでした。どこに居ても安心して落ち着いていることができなかった。気にしてはいたのだけれど、どうしてやったらよいかわからなかったからです。しかし、今は、ああ、草が生えているなとか、空が青いなと、そういう基本的なことが見えてきて、ようやくわかりました。衣食住、それがすべての基本でした。そこに確かな安心と幸せがあることに……」〈そして、その上で、より楽しく、心躍る生活を生きていくことのためにこそファンタジーを活用する〉「ああ！」〈頭の中と頭の外と、その両方をやっていけば……〉「ああ、私は本当にアホでした！」（と号泣する。）

b　ひとりぼっちを生きる演技的な親

演技的な親はひとりぼっちを生きている。幼い頃から自分の親にかまってもらえなかった演技的な親は、いざ自分が親になると、子どもにどうかかわってよいかわからない。そこで、自分が生きてきたように、「人間は自分で育って自分で生きていくものだ」と子どもに言う。しかし、それを聞いて、患者は、突き放されたような気持ちになる。

(2)　強迫的な親

親のもう一方は強迫性を持つ。そこで、この親を「強迫的な親」と呼ぶ。強迫的な親は、強迫性の他に他のさまざまな人格傾向を持つが、演技性は示さない。

a　取り越し苦労とその世代間伝達

強迫的な親は取り越し苦労をする。万一の将来が気になり、強迫的にその不安を解消しようとして、今を平穏に生きることができない。「何か間違いがあってはいけないから今のうちに対処するように」と、自分にもまわりにも執拗に求める。また、強迫的な親は、その親から「世間とは怖いものだ」という不安を植えつけられ、強迫性を持つ自分にも患者にもそのように教え込み、取り越し苦労をする強迫的心性が伝達されていく。このような仕組みが患者の持つ社会不安の基盤にあると考えられる。

症例　世間の目を恐れていつもキチキチとしていないではいられない母親

【母親】「『信号を出していたのに、どうして気づいてくれなかったのか』『何ひとつ夢がみられなかった!』と娘は私を責める。高校を卒業して働きもせずにいて、どうしてそんなことが言えるのか……」〈娘さんは、どうしてあなたがそこまで現実にばかり目が行っているのか、それが理解できないと言っているようですね〉「……そう、私はあまりにも現実ばかり見ているのかもしれません。私は何かが不安で不安でたまらず、そうせずにはおれなかったんです」〈もしかすると、世間の目を恐れていたということなのではありませんか〉「はい、そうなんです。世間の目が怖い。きちんとしていないと世間から見放され、誰にも相手にしてもらえなくなるという不安があり、『何か間違いがあってはならない』と思い、いつもきちんきちんとしていないではおれませんでした。それで頭がいっぱいだったんです」

b　強迫的な自己防衛

強迫的な親には、いわば、「自分を不安にさせる考えは間違いで、不安にさせない考えが正しい」と思えるようである。そのため、しばしば、自分の強迫的な防衛を「正しい」と感じている。自分を不安にさせるものを否定して自分を肯定し、自分に安心を得ようとする。そして、自分の安心を求めて、患者を「正しい」自分に従えようとする。

(3)　反社会性

演技的な親にも強迫的な親にも反社会性が認められることがある。それは、嘘をつき、ごまかすことである。それは親子関係に深刻な悪影響をもたらしている。

a　嘘・ごまかし

演技的な親は、自分が問題を抱えているとき、それを相手に打ち明けて理解と合意を得ようとする努力を払おうとしないことがあるようである。例えば、結婚をひとつの社会的な契約とすれば、演技的な親は、それに違反する何かをしたというのではなくとも、道義的な何かをしなかったという意味で反社会的な場合がある。例えば、自分が莫大な借金を抱えていることを秘密にして結婚し、配偶者にそれを支払うための人生をもたらす、などである。また、白を黒と言い、黒を白と言って言い逃れ、感情的になって自分を押し通そうとすることがある。

一方、強迫的な親も患者も、苦痛を感じたときに、それに向かい合おうとせず、食べることによってごまかそうとする癖を持つことがある。患者は、親と自分に共通する嘘・ごまかしに苦悩するが、強迫的な親は、患者に「食べろ」「食べていやなことを忘れたらよい」と迫り、患者の自分や家をよくしたい向上心を萎えさせる。

b　親役割を果たさない両親

演技的な親は、自分が人の子の親であるという自覚に乏しいのか、親業を遂行する能力が乏しいのか、自分の役割や責任を忘れているようなことが多い。そのような演技的な親に、患者は絶望的な疑惑を抱く。

一方、患者に自分に従うことを求めておきながら、強迫的な親は、その場その場で違ったことを言うことがある。そして、後になると「そんなことを言った覚えはない！」と主張し、責任を負おうとしない。

(4)　境界性

a　演技的な親の境界性

演技的な親は、自分が存在する意味や生きる意味の儚《はかな》さに悩む。演技的な親は、幼い頃からその親にかまってもらえず、自分から親に甘えることもできなかった何らかの事情がある場合が多く、親子間の情緒的結合感が培われず、その存在基盤は脆弱なものになっている。そのような演技的な親は、自分がひとりぼっちで放り出されている感覚に襲われるようである。

ひとりぼっち感を抱く演技的な親は、家庭と職場に特有の関係態度をとる。演技的な親は家庭を顧みないかのようであるが、これは、演技的な親が、家庭という組織の崩壊を恐れて、自分の苦手なことはしないでおこうとするものである。また、職場を強く大事にするが、それは、職場に人と自分のつながりを見出そうとするからである。すなわち、ひとりぼっち感を抱く演技的な親は、組織にしがみつく。

人を求める演技的な親は、自分の存在を認めてほしくて仕事で頑張り、人に愛想よくし、自分を迎え入れてもらおうとする。しかし、そのような演技的な親は、家族にとっては、世間にばかり顔が向いている、家に居ない人である。

b　強迫的な親の境界性

強迫的な親は、「自分は正しい」と言って譲らず、自分への反論や意見を認めない。この背後には、判断力の脆弱性に関連した問題がありそうである。自分の判断に自信がない強迫的な親は、その不安から教条主義に陥り、権威的な考えを借用してそれに依存して生きようとする。

判断基準が脆弱な強迫的な親は、自分の親や子どもと依存関係を持ち、相互的なしがみつきを形成する。すなわち、「自分は正しい」「従わないと見捨てるぞ」と脅しをかけながら、子どもである患者を否定して、自分に自己肯定を得、安心しようとする。一方、患者は、自分を否定することで強迫的な親を肯定し、見捨てられ不安を解消しようとする。

境界性を持つ強迫的な親は、人の愛に鈍感である。人に迷惑をかけると「人に嫌われて見捨てられる」と恐れる。それは、境界性を持つ強迫的な親も患者も、人が自分に何かしてくれるのを愛から出たものと受け止めず、自分が迷惑をかけて苦痛を覚えたその人が、苦痛を解除するための行動に移ったものと考えるからである。境界性を持つ強迫的な親も患者も、理想的見地から見て現実の自分に何かの欠点を覚えているらしく、それゆえに、自分が人から愛されると思えず、「自分の存在は人の迷惑になる」と考えるのである。

(5) 自己愛性

a 演技的な親の自己愛性

演技的な親は、常に自分優先で自分の重要事に気がとられ、患者を含めて家族のことがお留守になる。演技的な親の家庭への不関与は、家族の情緒的な信頼の絆が結ばれるための妨げになっている。患者は、そのような演技的な親に疑惑と不信感を募らせる。

世間体のよさを重視する演技的な親は、患者のことを思って、患者に高学歴を求める。しかし、患者の気持ちにはまるで鈍感でわかろうとしない。このため、患者はひたすら違和感を覚え、「私の気持ちよりも自分の世間体のよさを求めている」「私は自慢の子ではないのだ」と受け止める。演技的な親は、自分の頭の中で「これがよい」と思うと、相手がどう思うかにはまるで思いがめぐらず、相手への配慮ができないようである。

また、演技的な親は、自分と子どもを見比べ、子どもたち同士を見比べ、優劣や勝ち負けをつけようとすることがある。そのような演技的な親に、患者は一方的に侮辱されて、存在を軽んじられる。比較は評価軸に沿って行われるが、ひとつかふたつのそれで人間の全体は測れないものを、演技的な親は、自分の関心に沿った自己愛的な尺度を用いる。

さらに、演技的な親は、自分がつらい思いをすると、自分にそうさせた相手をとがめるようなものの言い方をすることがある。子どもだった頃、患者は、被害者意識に陥っている親からたびたび感情的に責められ、加害者のように扱われて罪悪感に苦しめられたと述懐する。

b　強迫的な親の自己愛性

相手のためを思っているつもりでいるが、まったく相手の身になっていない自己愛性を持つ強迫的な親は、患者の事情や苦痛、努力と挫折の何も理解しようとせず、ただ、「ダメだ！」「こうせよ！」と一方的に命令するだけである。

自分を過信している強迫的な親は、患者が何を言っても聞く耳がない。また、聞いても、理解できない話は切り捨てて無視する。自分の自己愛を確保するために「自分は絶対に正しい」と主張する強迫的な親は、わかったつもりでいるが、実は何もわかっておらず、自分の安心と自己満足のために自分の基準を患者に押しつけるだけである。

(6) 回避性

a　演技的な親の回避性

回避性を持つ演技的な親は、患者と親密な情緒的交流を持とうとせず、逃げてどこかへ行ってしまう。このため、患者は、演技的な親と馴染み合うことができず、寂しさと不満に苦しむ。家族へのかかわり方を知らない演技的な親は、家族を前にし、自分が傍観者の位置しか占めることができないことを内心嘆く。自分の親にかまってもらうことがなかった演技的な親は、いざ自分が親になってみると子どもにどうかかわったらよいのかわからず、心の絆が結べず、寂しくてたまらない自分に歯がゆい思いをし続ける。

b　強迫的な親の回避性

回避性を持つ強迫的な親は、自分にわからないことがあるとそれを無視する。強迫的な親は、自分にわからないことを求められると、相手を責め、自分を守ろうとする。そのため、患者は行き詰まって苦悩する。

また、強迫的な親は、自分が抱え込めなくなると患者を放り出し、患者が一人前になったことにして、一刻も早く子育てから逃げようとすることがある。このため患者は、「何も育ててもらえず、世間に放り出される」という不満と恐怖を訴える。

(7) 依存性

演技的な親は会社組織に依存し、強迫的な親は家庭ことさら患者に依存しようとする。その詳細は、「患者の両親との関係」の項（125～135ページ）で述べる。

a　演技的な親の依存性

家庭に自分の存在基盤を見出せない演技的な親は、会社組織にしがみつき、人に好まれる「よい人」をやり、そこに居てよい有能な人や魅力的な人であろうとする。演技的な親は、内心は家庭を気にかけているのであるが、みかけは、あたかも家庭を顧みていないかのように見える。

b　強迫的な親の依存性

強迫的な親は、患者に依存して生きようとする。強迫的な親は、みずからを「絶対に正しい」

とし、患者を統制し、患者の面倒を見、自由を与えず自分に縛りつけようとする。しかし、強迫的な親は、他の何かに気がとられると患者の存在を失念し、目配りを忘れている。

2 両親の夫婦関係

(1) 対立する両親

a 噛み合わない夫婦関係

自分の本音をうまく言えない演技的な親は、強迫的な配偶者が、人の気持ちを察することがうまくできず、倫理道徳観で家族を縛ろうとする態度に苦痛を覚えてきた。一方、身内に頼りたい強迫的な親は、演技的な配偶者が、家庭を放り出しているか、一方的に仕切ろうとするだけでこちらの言葉に耳を傾けてくれない態度に不満を覚えてきた。

演技的な親は、出生家庭で自分の親と情緒的な交流を持つことが乏しかったらしく、婚姻家庭でも家族にどのようにかかわったらよいかわからない。ひとりぼっち感に脅えている演技的な親は、家を仕切って家族を自分に縛りつけようとするか、会社組織に自分の存在基盤を見出そうとするか、世間の人々との交際に大部分の時間を割く。人を得ることができない場合は、ギャンブルやアルコールにおぼれていることもある。そのため、強迫的な配偶者や強迫性を持つ患者には、その姿が、家庭を本気で大事にしようとしているようには見えなかった。しかし、演技的な親は、自分への無理解をそこに見、無力感に苛まれている様子である。

一方、「世間の人には頼れない」という不安を持つ強迫的な親は、身内に頼ろうとする。その際、強迫的な親は、倫理道徳的な基準でもって患者を制縛し、手放さないようにしようとする。そして、自分の正当性を信じて、自分本位に自分のやり方を押し通そうとする。このため、演技的な配偶者は、そのような相手を「頑固などうしようもない人」と見なし、患者は、「考えが狭い人」だと見なす。しかし、強迫的な親は、自分のために家族が困惑している理由が理解できない様子である。

患者の両親は、出生家庭で経験してきた、頼れる人が居ないか頼れる人を求める孤立の恐怖を、婚姻家庭にまで持ち越しているようである。そして両親は、互いに自分が抱いている不安に駆り立てられ、相手が抱いている不安を理解しないまま、互いに相手に疑惑や反感を抱き合うようである。

b　攻撃的自己防衛をし合って対立する両親

そのような夫婦は、互いに相手が自分のことをわかってくれないことに不満を抱き、何か家庭に問題が生じると、互いに自分を守り相手を責める、攻撃的防衛をし合って対立してきた。そのため、解決が求められているそもそもの問題は宙に浮き、夫婦喧嘩も収拾がつかず、家庭は荒《すさ》む一方になる。睦み合いに乏しい夫婦は、協力し合って家庭を築くことがうまくできないで過ごしてきたようである。

(2)　両親の対立に恐怖する患者

攻撃的防衛をし合う両親には諍いが絶えない。そのような両親は、患者の目には離婚寸前のように見えるが、自分がひとりぼっちになって誰にも頼れなくなることを恐れる患者は、両親が離婚することを恐れる。実際に、離婚に至っている両親は、少なからず認められる。患者は、両親が離婚すると依存対象を失うことになるが、対立し合う両親がどこまで患者の不安を考慮しているかは不明である。

家庭が壊れて家族の皆がバラバラになることを恐れる患者は、自分が両親の対立の緩衝材になり、整わない家族関係のペースメーカーになることで家庭崩壊を防ごうと努める。

例えば、患者は、両親の離婚を防ごうとして、夫婦喧嘩を親子喧嘩にすり変えようとする。それは、危機的な状況をうやむやにして問題を解消させようとする試みである。両親の諍いに心を痛める患者は、両親が喧嘩をするのは「自分が悪い」からで、両親には何も問題がないことにして物事を丸く収めようとする。それは、両親が互いに「自分は悪くなく、相手が悪いのだ」とする「自分への間違ったやさしさ」を用いるからである。もちろん患者は、本心から自分が悪いと思っているわけではなく、方便を用いているのである。

回避性を持つ演技的な父親は、仕事でいつも家に居ない。強迫的な母親は、ひっきりなしに家の掃除をしている。夫婦が共に居ても笑い声はなく、喧嘩し合う声が聞こえてくるだけである。両親の対立に心を痛めてきた患者は、心底仲睦まじい家族を希求する。

繰り返される両親の対立の中で生きてきた患者は、何もよいものを生み出さない結婚生活に信頼も希望も見出せない。協調も創造もない両親の結婚生活に、患者は結婚というものへの夢を抱くことができない。

3　患者の両親との関係

(1)　患者に対する親のさまざまな類型

a　統制型の演技的な親

ひとりぼっち感におののく演技的な親は、「家族を失うまい」「見捨てられまい」として家族を高圧的に仕切る場合がある。

患者の訴えによれば、「人の上に立ちたがり、偉そうな」演技的な親は、感情的になって家族を押さえ込み、支配しようとする。またひとりぼっち感が刺激されるからか、強迫的な配偶者や患者の姿が見えないと、一々その行動を詮索する。患者も強迫的な配偶者も、そのことに苦しみ、改めてほしいと求めるが、演技的な親は、患者や強迫的な配偶者の言うことに耳を貸さない。

演技的な親は、「世間の人々に負けていると思って、それがいやで、自分を立派に見せかけようとしていた」ことや、「家族を失いたくなかった」ことを治療場面で語る。演技的な親は、ひとりぼっちになるのが怖くて、家庭の一切を自分の手で取り仕切ろうとしてきたのである。

b　放置型の演技的な親

演技的な親は、自分が苦手とする家庭的な役割を回避することが多い。それは配偶者役割であり親役割である。

演技的な親に嫌われることを恐れる患者は、反感を示さない。演技的な親に甘えることができたという記憶がない患者は、自分にかまってかわいがってほしいと願うが、患者によっては、世間体や体裁ばかり考えて外面と内面が違いすぎる演技的な親を嫌って憎む場合もある。

演技的な親は、「私は家庭のことはどうしてよいかわからなかったので、すべて配偶者に任せて仕事に専心してきました」と言うが、それは、その配偶者によると、「まるで母子家庭のようなものでした」ということである。

c　統制型の強迫的な親

取り越し苦労をする強迫的な親は、例えば、食べ物に気がとられると、「自分が思うように生きられなかったのは身体が弱かったせいだ」と問題のすべてを食べ物のせいにし、「よい食べ物がよい人間をつくる」と信じて、患者が食べてよいものと悪いものを一方的に決めてしまうことがある。また、子どもの人間関係に気がとられると、「よい子と付き合えばよくなる」「悪い子と付き合えば悪くなる」と思い、付き合ってよい子と悪い子を一方的に選別することがある。これは、強迫的な親が、患者の面倒を見ているつもりで、その実、自分の安心を求めているものであり、患者の気持ちに配慮せず、一方的に統制するものである。

権威者に従って生きようとする患者は、自分にかまってくる強迫的な親の言うとおりに従う。しかし、倫理道徳観などの絶対的な権威に依存して「自分は正しい」「間違いがない」とする、強迫的な親の考えの狭さに、内心では見切りをつけている。

患者へのかかわりを振り返ってみた統制型の強迫的な親は、「私は心配性な家系に生まれたようです。『何かよくないことが起きるのではないか』『失敗するのではないか』といつも不安で、マイナス思考に陥りやすいのです」と述懐する。

d　お節介型の強迫的な親

強迫的な親は、患者によけいなお節介を焼き続けることがある。

強迫的な親が子どもに過保護・過干渉なのは、自分の「見捨てられ不安」を解消するために子どもに依存しようとするものではないかと考えられる。強迫的な親のお節介を患者が断ち切ろうとすると、自立していない強迫的な親は、自分ひとりでやっていけない不安から、患者に圧力をかけて患者の主張を封じ込めようとする。

お節介型の強迫的な親は、「何の考えもなく、当たり前のことだと思って子どもの面倒を見ているつもりでした。でもそれは自分のひとり合点で、子どもの喜びとは違っていたのですね」と述懐する。

e　放置型の強迫的な親

自分に子育てができると思えない演技的な親は、子どものことはすべて強迫的な配偶者にあずけようとする。しかし、強迫的な親は、家にかまおうとしない演技的な配偶者に反発し、自分も仕事に没頭し、姑や患者の同胞に患者をあずけて子育てをしていないことがある。また、手を焼かせる他の子どもに気がとられて、患者に目配りができていないこともある。このとき、患者は両親に放置されて見捨てられた状況のもとにある。

f　贖罪型の強迫的な親

それまで患者を放置していた強迫的な親が、患者の存在を忘れていたことに気づき、罪悪感を抱く場合がある。そしてそのとき、強迫的な親は、子どもに満足を与えようとして子どもに奉仕する。しかし、それは、強迫的な親が贖罪《しょくざい》を求めるものであり、患者の悩みの解決に尽力するものではない。一方、患者は、自分にかまってくれなかった親にしがみつき、積み重なる不満に駆られて要求の限りを尽くそうとする。そのとき、強迫的な親は、患者をどこまで許してよいかわからないことに悩む。

そのことを客観視することができた強迫的な親は、「自分が救われるのではなく、子どもが救われる必要があるのですね。そのことに気がつきませんでした。これからは、自分の気持ちが落ち着くためにではなく、子どもの言うことによく耳を傾けて、子どもの気持ちをよく考え、子どもがしてほしがっていることを満たしてやろうと思います」と語るのである。

(2) 患者と親の間に存在する問題点

a　信頼がない

配偶者役割や親役割をこなせない演技的な親は、患者を含め、家族の要求に応じることができない。その一方、患者の言うことがわからない強迫的な親は、患者の考えを否定し、自分にわからないことを無視する。そして、両親はどちらも、自分にとって具合が悪いとごまかして逃げる。そのような両親を、患者は信頼することができない。

b　愛がない――慈しむ愛がわからない両親と何が愛かわからない患者

相手の幸せを願い、相手の身になって力を注ぐことを人への愛とすれば、自分を満たそうとするだけで他者の気持ちに留意しないと思える両親に、患者は疑惑を覚える。自分を慈しんでくれる愛を両親から示されていない、と感じる患者は、人を慈しむ愛が何かわからないまま、それを求めてやまない。自分から親に甘えることができず、そのため、親にかわいがってもらう機会を失う、という患者自身の問題を脇にどけるなら（133ページ）、「自分なぞ居ても居なくてもよい子」だと患者が思う理由がそこにあるのではないかと考えられる。愛によって自分の存在を確証されているとは思えない患者は、自分の存在に意義を感じることができない。

このことが生じる仕組みは次のようである。演技的な親は、患者を愛したいが、愛し方がわからない。そのため、患者の求めに胸を張って返答することができない。患者が演技的な親の愛を疑うのは、演技的な親が、親として子どもを愛す能力が自分にないと思って、内心忸怩《じくじ》たる思いを抱いている、その自信のないそぶりを見て、親の真心を疑うからである。すなわち、患者は、演技的な親の表層的な反応を見て疑惑を深める。しかし、演技的な親のほうは、実は子どもを愛したいのにそれができない自分に寂しい思いを暮らせているのである。また、演技的な親は、「もっと頑張れ」と常に叱咤激励する、ということがあるが、これは、患者が世間でうまく生きていくことができるように、優れた立場を得させようとするものである。しかし、患者は、それを、「今のままのお前ではダメだ」と言われているようにとらえてしまう。

その一方、強迫的な親は、「お前を愛しているからだ」と言って患者を叱る。これは、ダメなところを否定して「悪いところをなくせ」とする姿勢である。万一の取り越し苦労をし、自分を不安にさせるものにばかり目が行く強迫的な親の愛し方には、よいところを褒めて肯定し、「それをのばすのがよい」「手を貸すよ」という姿勢がない。すなわち、強迫的な親の愛には、いまひとつの配慮が欠けている。褒められずに叱られてばかりいる患者には、それは、肯定されず否定ばかりされているということであり、強迫的な親の愛が感じられない。

このように、両親の愛が、患者には「お前はダメな存在だ」というメッセージと化すという問題がある。患者は、愛と信頼がない（と思えた）現実がいやでたまらず、そのむなしさが、患者を自己愛的な空想の世界に逃避させる。

もうひとつの問題は、「何が愛かわからない」という特質が患者の側にあることである。前述のように、患者の両親の愛し方には問題がありそうだが、一方、患者の側にも、自分の願う理想的なものでないと、それを愛と認めない、という問題点がある。境界性を持つ患者は、理想主義に陥りやすく、現実に幻滅しやすい。

そのような患者は、「魅力的でないと愛されない」という観念を抱く。患者は、自分の持つ属性の魅力のあるなしを問題にするが、それは、よいものに憧れ、悪いものを切り捨てる自分を反映するものである。「愛されていない」と感じる患者は、「人に求められるよいものが自分にはないのだ」と思い、愛されるためには人を魅了する必要があると考えるらしい。

患者は、理想的な愛を持ってはいないと思われる人を愛さない。そして、魅力的であると思えない自分を愛さない。また、自分にこなせない物事を愛さない。これは、患者は、自分によいと思えるものを愛し、悪いと思えるものを愛さず、しかも、よいと思えるものを見出さない、ということであり、愛することと好むこととの違いがわからずにいることを示すものであると考えられる。

c　子育てがない

演技的な親は家庭的役割を果たす能力に乏しく、強迫的な親は判断力や理解力に乏しい。そして、演技的な親も強迫的な親も、命令するだけで患者に手ほどきをせず、両親とも、患者が命令に従わなければ怒り、できなければ叱る。患者は、そのため、両親に頼ることも甘えることもできない。患者は、両親が、子どもである自分のよいところを褒め、悪いところを諭し、教え導いてほしいと願う。

しかし、回避性を持つ患者は、自分から親に甘えることができない。例えば、患者は、忙しそうな親たちの迷惑にならないように気を遣い、言いたいことを言わない。一方、それぞれに自分自身の気がかりにとらわれている両親は、患者を焦点としたかかわりを十分に持たず、親子の親密な関係が生じない。すなわち、求めを示さない患者と、気がつかず、親業が不得手な両親の組み合わせから、子育てが生じない。患者は、子どもとして自分が必要とするものを両親から与えてもらえなかったと訴え、両親に「親であってほしい！」と願う。

d　わかり合いがない――一方的なコミュニケーションと「言えない」患者

患者の家は、患者の言うことにどう対応してよいかわからない演技的な親と、患者の言うことの意味がわからない強迫的な親と、自分の思いをうまく言えない患者の組み合わせでできている、と言えそうである。両親は、対立して互いに攻撃的防衛をし合うか、冷たく回避し合うかであり、夫婦親子間にわかり合いがない。

演技的な親も強迫的な親も、患者の言うことを聞こうとしない。そして両親は、それぞれ一方的に自分を患者に押しつけてくる。演技的な親も強迫的な親も、患者にものをしゃべるのは自分の思いを通すためであり、患者の思いを聞くためにではない。一方、患者は、そもそも、ものがうまく言えず、黙り込んでしまうか、言う前に退いてしまう。患者の家では、圧倒的に、一方向的なコミュニケーションが行われているように思われる。

患者の「言えない」理由は以下のとおり、さまざまである。

①境界的な見捨てられ不安を持つ患者は、相手に疎まれることを恐れてものが言えない。

②また、自己愛性を持つ患者は、負けず嫌いで、人と対立して嫌われやすく、それを防ぐためにものを言うことを我慢する。そして人の気持ちを考えずに嫉妬心や敵意などを撒き散らし、まずいことが起き、自分の感情を出さないようにする。さらには、無能な自分に直面したくなくて、人と対立しないようにする。

③回避性に関連しては、感情的になって対立する両親に恐怖感を抱く患者は、対立を嫌い、ものを言うことができない。すべての人と仲良くなりたい患者は、反対意見として受け止められかねない自分の意見を言うことができない。それは、批判精神に富む患者の言葉には棘があるからである。

④演技性に関連するものに、自分の無知をさらけだすのがいやで、知ったかぶりをして何も言わ

ないというのがある。

⑤依存性に関連するものとしては、優柔不断で自分の意見を言えないということがある。また、逃げる両親を信頼できない患者は、思っていることを親に言えない。

⑥強迫性に関連するものとして、完璧な表現を目指す患者は、完璧な言葉を捜して行き詰まる。また、細部にこだわる患者は、要点をまとめることができず、自分の言いたいことの道筋がわからなくなる。

以上のようなことが、そのときその場の状況次第でさまざまに現れ、患者は言いよどむ。わかり合いのない患者の家族成員は皆バラバラで、家族としてのまとまりに欠けている。これは、両親をはじめ家族成員が、自己愛的で他者を十分に配慮しないこと、そして、コミュニケーションのあり方が一方的で、相互理解や共感が得られにくいことによると考えられる。

4　患者の同胞との関係

患者は、同胞と自分のパーソナリティの違いや、自分と同胞への両親の対応の違いに関する不公平感を持ち、さまざまにその悔しさを訴える。しかし、煎じ詰めると、これは、親に甘えることができるかできないかの違いから出てくる問題のようである。例えば、親を独占したい摂食障害の姉は、親に甘えることができる同じ摂食障害の妹に嫉妬する。しかし、妹は、姉の勝手な被害者意識と自分への筋違いな攻撃に困惑しきるということがある。

(1)　世渡りということ

人の顔色を見て如才のない言動をとる患者の同胞は、誰からも「世渡り上手」と見なされている。同胞は利益を求めて人の中をうまく泳ぎまわる。しかし、患者には、その姿が、「自分さえよければそれでよい」ものに見える。自分が退くことで平和をあがなった患者にすれば、計算づくの同胞が憎くてたまらず、怒りが湧く。

(2) ドロドロ感という否定的な感情

患者は、「誇れるものが自分には何もない」と感じ、よいものを持つ同胞への嫉妬や憎悪の感情に荒れ狂う。しかし、患者の強迫的側面は、そのような汚い感情を持つ自分に苦しみ、同胞を汚してはならないと思い、悪感情というドロドロを内に飲み込んで押し殺す。患者がいう「ドロドロ」とは、嫉妬や憎悪や恨みという否定的な感情を指すようである。

第2章　同世代者との関係

患者の同世代者との関係の持ち方は、次のようなものである。①理想主義的な制限型は、同世代者に対する不信感からほとんど交流がないか、友人はいてもごく少数である。②無茶食い／排出型は、向こうからやってきてくれた友人を数人は持つが、結局は不信感のためにすべてから離れる。③排出型は、比較的多数の知り合いを持ち、しばしば同世代者の中で自分の存在価値を求めて中心的人物の役割をとるか、道化をやって仲間の歓心を買おうとする。④非排出型は、自分からは何もすることができず、ただ取り残される。

1　人との関係を築いていくことの難しさ

(1)　ひとり合点のひとり相撲

人に嫌われたくない患者は、思うことと言うことが裏腹になる。例えば、内心ではいやだと思っているのに、口では「はい、いいですよ」と言ってしまったりする。また、そのような自分だから、「相手もまた、腹の中では違ったことを考えているのではないか」と疑心暗鬼になる。そして、そのような患者は、人に問い合わせることに無意味さを覚え、人の気持ちの裏を考えて、ひとり相撲をとる。そして、自分の考えを人に当てはめ、「人は自分のことをどう思っているか」「嫌っているのでないか」とひとりでくよくよと思い悩む。患者の言葉を借りるなら、「何から何までひとりで勝手に考えて勝手に行動している」だけになる。

(2) 三角関係的人間関係

患者は、かかわる人間の数が自分を含めて三人以上になると、独占欲と嫉妬心の葛藤を覚えて混乱することがある。相手ふたりのうち、話に加わっていないひとりを気にかけ、今、話をしている相手との会話に落ち着いて集中することができない。これは、人を独占することができないと嫉妬したり寂しくなったりする自分がいて、それを人に投影するものである。

(3) まわりからひとり浮く患者

自己愛的で気位ばかり高い患者は、まわりから疎んじられる。自分を肯定的に支持してもらえなかった患者は、「他人は信用できないものだ」とするが、これは、自己愛が満たされなかった憤懣《ふんまん》から人を否定するものである。

例えば、患者が女性の場合、純粋さを求める患者の強迫的側面は、かわいらしさを利用して得をとろうとする女の子や、陰でいじめる子らの汚さが許せない。しかし、自己愛的側面では、それは、もてる女の子や体力で勝るようになった男の子に嫉妬し、自分の悪感情をまわりにぶつけるものであるため、患者はまわりから支持されないのである。

また、回避性が強い場合、患者は、「声をかけてほしい」という期待感が傷つくことを避けるために、「求めてはいない」というポーズを示す。これは、期待を裏切る結果に耐えられるように予防線を張るものである。しかし、そのため、患者は人から声をかけてもらえなくなり、ひとり浮いて寂しい状態になる。

(4) 創造的な関係を知らない

また、三角関係的な人間関係や患者の自己愛を解決させせない別の事情がある。それは、患者は対等な創造的な関係を知らないことである。人と自分が対等にやりとりすることで問題が解決されることや、何かが新しく生まれてくることの意味や価値を、患者は知らずにおり、ただ、人間関係で相手の歓心を買おうとするだけである。患者の家庭では、両親が協調し合って家庭を創造する行為が見られなかったようであるが、そのような家庭の文化的状況のもとにいる患者には、同世代者と対等に付き合うことがわからないらしい。

2　平和主義、競争主義、不戦主義

(1)　平和主義

a　本音と反発心が内心渦を巻く

平和主義の患者は諍いをいやがる。それは、人間関係が崩壊することを恐れるものである。言いたいことを我慢し、自分が悪いことにして、諍いの解消に努める。しかし、回避性を持つ患者には、強い批判精神があり、患者の内部には、抑圧された本音と反発心が渦を巻き、破壊的な自分となって閉じ込められている。

b　破壊的な自分の葛藤

患者も自己主張はしたいのであるが、しかし、対立を恐れる患者はそれを手控える。一旦堪忍袋の緒が切れると、患者は、鬱積《うっせき》した感情を爆発させて反感の限りを口にし、人間関係を損ねてしまう。そのような感情的な自分を人は嫌うだろう、と恐れる患者は、言い争いを避けようとし、しばしば、自他に嘘をつき、八方丸く収めようとすることがある。あるいは、感情的になって何か言ったりしないように、ヒステリー性の失声に陥ったりする。

また、患者が人間関係のトラブルを恐れるのは、それを修復する力を持たないからである。そのような患者は、まわりで対立や諍いが起きることをいやがり、いつも仲良しでいたがる。それは関係が維持されることに安堵するからだけでなく、感情的に激しい人に触発され、押さえ込んだ本音や怒りが自分の中から飛び出すことを恐れるからである。

さらには、自分の圧倒的な要求に相手がつぶれてしまうことを恐れる、というのがある。親に迷惑（負担）をかけたくなかった患者は、子どもらしい甘えやわがままをみずから押さえ込んできた。それに伴う不満感や、気づいてもらえない寂しさを、本当は誰かに受け止めてほしくてたまらないが、その思いのあまりの激しさに相手がつぶれてしまい、関係が崩壊することを恐れるのである。

(2) 競争主義

家庭では両親が常に争い合い、学校では同世代者がいつも競い合っている。そのため、ある日、患者は平和主義をやめ、戦う方向へ行くか逃げる方向に行くかを選ばねばならなくなるようである。ここでは、戦う方向に行くものを競争主義と呼び、逃げるほうに行くものを不戦主義と呼び、元の平和主義と対照する。

a 悔しさを他者にぶつける

理想主義を持ちながら、自分をよくすることができない患者は、その悔しさや劣等感を、人に勝つことで埋め合わせようとする。

「自己顕示欲が強い場合は、人を妬んで人に勝とうとする方向に行き、自己顕示欲が弱い場合は自分に負けてしまう」と無茶食い／排出型の患者は言うが、前者は、理想に近づこうとして果たせない自分の不満や苦痛を他者にぶつけるものであり、これが、患者の競争主義の特色をなす。後者は、その怒りを自分にぶつけるものであり、不戦主義の特色を表している。

b 人に勝つことで自己満足を得ようとする

競争主義になった患者は、逃げたがる弱い自分に悩み、強気で行こうと決める。痩せて勝とうとすることをはじめ、あらゆる属性の優劣でもって他者と競う患者は、勝利を求める。患者はそこに「自己満足を求める」のであるが、それは実は、「本当は何もしたいものがないので、何でもよいから満足できるものを求めるということ」なのだと言う。

そのひとつに、格好よい男に特別扱いされる格好よさで他の女の子に差をつけようとする、というのがある。あるいは、アスリートは僅差で勝利したとき、その快感はなにものにもかえがたいという。しかし、ほとんどの場合は、自分が何をしたいのか、自分に何ができるのかわからずに、ただ、がむしゃらになるだけである。しかし、患者は、どこまで勝っても、最終的に満足したり安心したりすることはできない。生きる意味を求めて光り輝いている同世代者に、生きる意味をなくしている患者が勝てるはずはなく、自分がみすぼらしくて、見透かされているようで、いたたまれない思いをするのである。

そして、負けたとなると、患者の失意は尋常のものではない。そこで、そのような失意を味わうことを避けるため、患者は、「あらかじめ傷ついておく」という心理操作を自分に行う場合がある。これは、期待を裏切る自分にあらかじめ傷ついておき、実際に受けるショックを小さくしようとするものであるが、それをせずに他の子らと接すると、患者は、圧倒されて深く傷ついてしまうのである。また、「負けたのは自分のせいではない」という操作をする場合もある。例えば、「自分が従妹に負けたのは、自分が親から十分に世話されていなかったからだ」と、すべてを親のせいにする、などである。これは、ただの合理化でしかない。

このように、人に対抗心を燃やす患者であるが、結局のところ、「人に勝とうとするのはただのひとりよがりで、自分が勝手に思っているだけのもの」なのである。

(3) 不戦主義

不戦主義になった患者は、自他を比較して、自信がないために弱気になり、人によいものを見ると妬ましくてみじめになる。また、劣等感が刺激され、競争主義の患者であれば勝とうとするところを、不戦主義の患者は、優秀な人に媚びようとする。それは、「まともに対決して打ち負かされるのがいやだから」であり、「自分の無能さを自覚するのがいやだから」である。また、人前でものが言えないのは、自分が「知らない」ことや、自分に「わからない」ことを人に知られるのが格好悪いからである。だから、患者は、人と争わないでおこうとする。そして、強い行動をとることができない逃げ腰の弱い自分に患者はイラつく。回避性を持つ患者の内部で、弱い自分を批判精神でいっぱいの自分がとがめる。

3　性役割態度

(1)　性を担うことの拒否

患者が自分の性を担うことを拒否するのは、演技的な親が性を売り物にして生きているように見え、自尊心が傷つき嫌悪感を禁じえないからである。そのような患者は、例えば、女性の場合では、かわいい女だと見られることも、女らしい身体になることも拒否する。しかし、やがて患者は、それとは別に、異性に「女としての魅力を感じてもらえるだろうか」と不安を抱くようになる。そして、その頃には、患者は、女性としても人間としても成熟していない自分にすでに自信をなくしているのである。

また、子育て能力やパートナーに対する自分の性役割遂行能力などの、いわゆる「女らしさ」や「男らしさ」に自信が持てず、性役割に責任を果たさねばならないという義務感に押しつぶされることがある。そのような患者は、性を担って生きることに負担を覚え、性的であることを避けて生きようとする。

(2) 女らしく、または、男らしく見せかける

患者は、自分を「一人前の女性（または男性）としての機能が果たせない未熟な存在だ」と見なす。しかし、「人間としても女（または男）としても一人前ではない」という自覚を持つ患者は、不足を補うために内面や中身を充実させる方向に行くのではなく、自分を女らしくまたは男らしく見せかける方向に行く。

制限型以外の患者は、「ない」のを「ある」かのように見せかけ、一人前の女性（または男性）であるかのように自分を演出する。例えば、女らしい服装をするのは、女らしく見せたいからであるが、無茶食い／排出型は、女らしい服装を身にまとい、自分を普通の女性たちの中に紛れ込ませようとする。排出型は、華美な衣服や装飾品で着飾り、化粧をつくして女らしさを提示する。これに対して、制限型は、女らしさをあくまで排除しようとし、非排出型では、装うことをすら放棄しているようである。

(3) 異性との関係

患者は異性を敵視しない。しかし、異性と対等に付き合うことを知らない患者は、自分が異性に依存するかしないかという主題を抱えて苦悩する。異性とのかかわり方は四類型によって異な

っており、それぞれ以下の特徴を持つ。

①異性への依存を拒否する制限型――患者は夕方になると、寂しさに居ても立ってもいられなくなる。しかし、媚を売って何かを得ることを、プライドが許さない制限型は格別いやがる。また自分の女性性に自信がない制限型は、異性との交際の典型である結婚生活を恐れる。

②異性への依存を恐れる無茶食い／排出型――無茶食い／排出型は、自分が異性に甘えて頼ってしまうことを危惧し、異性の申し出に率直に応じられない。これは、向上心がなし崩しになって、「ダメな自分」のままになることを恐れるものである。

しかし、そのような無茶食い／排出型は、異性の目をひくことで自分の価値を確認する、という行為を繰り返さずにいられなかったりする。

③異性に依存して生きていこうとする排出型――異性に依存して生きていこうとして、女であることを道具的に用いる排出型は、比喩的に「私はパラサイトだ」と言う。これは、寄生するだけで何も生み出さないことをいう。

見捨てられ不安に脅える排出型は、自分が見捨てられる前に相手を切り捨てようとする。自分が見捨てられるみじめさに脅え、せっかく異性と交際しても、結局は自分から相手を切り捨てる。そして、その一方では、見捨てられるはずがないと自分に思えた相手と一緒になろうとする。

④異性に依存させてもらえないと思う非排出型――非排出型は、女性（または男性）としての能力も魅力も自分にはないと思っている。そのため非排出型は、自分が異性に依存させてもらえるとは思えなくて、異性に接近しようとしない。しかし、その依存性はとりわけ強い。

4　秘密主義

患者は「変な子意識」（95ページ）を持ち、自分を一段低い人間だと思い、人間的な格を気にする。そのような患者は、ひそかにまわりの子と自分を見比べて勝ち負けを競い、その人が持つ属性、ことさら見栄えの良し悪しや達成能力を基準にして人間をランク付け、相手のほうがすばらしいと思うとみじめになり、自分のほうがすばらしいと思うと勝ち誇る。「居ても居なくてもよい子」だと自己認識している患者は、自信がないために、相対的評価の世界に棲む。

そして、患者は、自分のまわりに壁を張りめぐらして自分を隠す。それは、誰にも自分の弱みを見せないようにし、自分の世界に入り込めないようにするために、である。そして、この壁が、患者とまわりの子らとの交わりのための関係距離を遠ざける。

(1)　劣等感や優越感を隠す

「他の子たちが親から与えてもらっているものが自分には何もなかった」と患者は思い、「自分はダメな子だ」と患者は思う。患者は、そのみじめさから自分のまわりに壁をつくり、理想に悖《もと》る自分を隠す。患者は、自分の人間性に自信が持てなくて悩み、劣等感を抱いて秘密主義に陥る、と考えられる。それらは、各人格傾向により、次のような様相を呈する。

①例えば、境界的側面において、自分に幻滅する患者は自分を隠すが、すると、患者は誰にもわかってもらえなくなり、「自分は人に愛されない存在なのではないか」という疑惑が募る。
②患者が持つ反社会的側面は、盗られることや嘘をつかれることへの過剰な警戒心となって患者に反映する。患者は、自分さえよければそれでよい自分がいやで、そのような自分が人に見られることをはばかる。
③自己愛的側面は、患者を劣等感で苦しませるが、それを補償するための肥大した自尊心を患者

に抱かせることもある。患者は、親から褒められた覚えがなく、自分で自分を蔑視する。患者には正当な自尊心が形成されていないと考えられる。患者は、劣等感から、自分が否定されることを恐れる。患者が褒められることを願うのは、そうされると、その分、自分に肯定感を覚えることができるからであり、負けず嫌いを生じさせる。

④演技的側面は、患者に、人前で何食わぬ顔をさせる。それは、例えば、何でもできるふり、何でも知っているふり、何もわからないものはないふり、などである。また、患者は環境に影響されやすく、自分自身は何も変化していないのに、まわりの水準を見て有頂天になったり落胆したりする。それは、例えば、偏差値の高い高校に入って成績が低迷し、低い高校で思いのほか上位を占めたときに抱かれる感覚である。患者は、何かひとつの属性の良し悪しを人格全体の肯定や否定につなげやすく、成績面で自信をなくすと、自己肯定から自己否定に陥り、その逆もまた生じる。

⑤回避的側面は、困っている人を前にして、患者をやさしくさせる。しかし、自分のやさしさが受け入れられないと、患者はみじめになる。やさしい患者は、困っている人を見ると過剰に思い入れ、何かしてあげたくなる。しかし、それを望まない人が居て、患者は困惑する。患者は、自分のやさしさを活かせない自分に腐る。

⑥依存的側面は、患者を優柔不断にさせ、不決断にさせる。患者にとって、「信じる」とは「頼れる」ことであるが、人からの支援を得たがる患者は、そのため、自分が何かを選択しなければならないときは必ず迷って、自分では何も決められない習癖を身につけるのではないかと考えられる。そして、患者は、人に頼りたがる弱い自分に悩む。

⑦強迫的側面は、何でもひとりで抱え込んで完璧にやろうとする。しかし、それをすると「イッパイイッパイ」になって、何もかも中途半端になり、結局は放り出すことになる。

患者は、劣等感だけでなく優越感も隠す。人間の中身ではなくて属性の優劣にとらわれる患者は、学力や容姿容貌に目が行く。気位が高くて意地を張る患者は、自分の中身に取り組もうとしない。患者の優越感の背後には劣等感が垣間見られるのである。患者は、自分の容姿や学力に自信を持っている場合には、内心の満足感や優越感を外に示すことはしない。患者は、自分を隠して、人にやっかまれないようにしようとする。

(2) 見せかけの関係

摂食障害患者の顕著な特性は、問題の根源に目を向けて解決しようとしないことである。解決がない家庭的文化状況のもとで、患者は、問題の解決を志向せずに解消を求める。そして、そのような患者は、人間関係でのトラブルを避けるために、「見せかけの人間関係」を持つ。それは、言いたいことを言わず、感情を示さず、八方美人の「よい人」をやり、状況次第で自分の態度をコロコロと変えることである。これは、秘密主義の患者の実践的な対人関係である。しかし、自分を出さない患者は、そのため、人の中にありながら孤独を覚えざるを得ない。そして、秘密主義という殻に守られている、芯がない「カタツムリのような軟弱な自分」をそこに見ることになる。

(3) 秘密主義がもたらす問題点

a　正体がばれる不安

秘密を持てば、ばれることや漏れることを恐れねばならない。患者は、隠している自分の正体がまわりにばれて、何か言われているような気がする。

例えば、強迫的な親から「ダメだ」「ダメだ」と言われてきた患者は、やる気をなくしている。そのような自分を隠して仕事をしているが、まわりから「全然ダメだ」と言われているような気がする。また、自分を、「何の役にも立たないゴミのような存在だ」と思って悩んでいることがある。そして、捨てられているゴミを見るたびに、「お前はゴミだ」とあざけられているように思ったりする。あるいは、「両親にかまってもらえなかった」と感じている患者は、自分の存在価値がないことに苦しみ、人が自分のことを「居なくてもいいのにね」と言っているように思う。さらには、患者は、頼りたがる自分に悩むが、ひとりではどうしようもない。すると、人がいやな目で自分を見ているような気がする。そして、患者は、猜疑心《さいぎしん》が強い自分に苦しむ。患者は、勝ち誇りたがる自分や、自分だけよければそれでよい自分や、盗られるのではないかと人を疑う自分を、人の目から隠しておきたい。すると、患者は、「自分が誰かに見られている気がする」のである。

b　解決の道を閉ざす

患者は、自分の秘密をさらけ出すことができない。それは、以下に述べるような理由による。しかし、そのため患者は、人からアドバイスを得ることができず、自分の問題を解決することも自分を成長させることもできない。

①恥ずかしくてさらけ出せない――患者は、「知らない」ことや「できない」ことを恥じ、無

知で無能な自分に劣等感を覚え、それを人に知られるのがいやで、知らないのに知っているふりをし、できないのにできるふりをする。しかも、無能な自分に直面するのがいやなために、自分をそのまま放置してしまう。

②**本音を言うと嫌われる**――患者は、「本音を言うといじめられる」と恐れる。なぜなら、患者の本音とは、相手への批判や反発だったりするからである。患者は、自分が苦痛な思いをせねばならないその原因は、自分が何か言って相手にいやな反応が生じたからだと考え、「それなら言わなければよい」「嫉妬心や敵意を示さなければよい」と短絡する。そして、自分がなぜそれを言いたかったのか、自分になぜそのような感情が湧いたのかには取り組もうとしない。

③**言ってもわかってもらえない**――ことさら患者が悩むものに、「言っても『本当の自分』をわかってもらえず、『この自分』が嫌われて人が離れていく」と思うことがある。しかし、「本当の自分」をうまく表現できないのは、「本当の自分」は潜在的な自己イメージであり、顕在しているのは「この自分」だからである。

④**裏切られるから言いたくない**――さらけ出せないさらにひとつの理由は、「裏切られるから」である。患者は、人を信じるとき、自分本位に信頼し、勝手に安心して相手にすることをやめ、例えば、時間かまわずに電話してしゃべり続けるようなことをする。そのため、患者は、相

手に多大な負担を加え、耐え切れなくなった人は患者とのかかわりを避ける。すると、患者は、「信じていたのに裏切られた」と受け止める。これは、一方的で勝手な信頼が破綻するものであるが、この裏切られ体験は発症の契機となることがある。

5　「やさしさの面倒見」

人に求められることで「居てよい自分」を感じ取りたい患者は、とことん人に奉仕する。あるいは、人の面倒を見ようとすることがある。

「やさしさの面倒見」の動機を持つ患者は、人助けができる自分であろうとし、しばしば、同世代者の相談にのったりする。この、「人の役に立ちたい」「求められたい」という動機は、摂食障害の全類型に認められ、患者の自己実現にかかわってくるひとつの重要な傾向である。しかし、「よい人」をやる患者は、自分の中のドロドロとした醜くて汚い感情を知られることを恐れ、相手の言動の裏を考えて疲れ果て、結局は人から遠ざかりたくなる。

第3章 世間との関係

患者には、社会が怖くて悪いものに見えている。その認識は、自分と両親との関係や、自分と同世代者との関係や、反社会的な人との関係や、救いの手を伸べてくれない冷たい世間との関係からもたらされたものである。

あるいは、患者にはひとりでやっていく自信がない。物事に取り組むことを回避してきた患者は、社会でやっていくために必要な体験を十分に積んでおらず、知識や知恵に乏しく、人とものとのもうまくやれない。そのような患者は、「社会性が身についていない自分が何かすれば、失敗するのは目に見えている」と思い、社会に入ることを強く逡巡《しゅんじゅん》する。

見捨てられ不安と劣等感を抱く患者は、自分が人に愛されるとは思えず、ひとりぼっち感に苛まれて、怖くて世間をひとりで生きていくことができない。患者は、誰かがそばについていてくれないと不安で何もやることができないが、これは、「できるか／できないか」という能力の問題ではなくて「安心か／不安か」の問題である。

患者は、信頼できる人に頼りたくて、人の親切を求める。しかし、そのような人は現れず、患者の期待感は傷つく。そのため、患者は社会に入ることができず、自分を守る殻の中に逃げてひきこもる。

第Ⅳ部

摂食障害の治療

第Ⅰ部、第Ⅱ部、第Ⅲ部で見てきたように、患者は、「言いたいけれども言えない」「信じたいけれども信じられない」という特有の矛盾を抱えている。そのため、摂食障害の治療は、それに特有な特異なものとなる。それは、次のような手順を踏むことを要求する。①「自分を隠したまま利益を得ていこうとする段階」の治療、②「さらけだして自分をわかってもらおうとする段階」の治療、③「『この自分』の改善を図っていく段階」の治療、④「そもそもの『本当の自分』を生きて行く段階」の治療。

そこで、まず、第1章では、おもに①の段階を中心に、患者の受診の動機、四類型それぞれが期待する治療者の対応、要求される治療の手順、などについて述べる。

次いで、第2章では、おもに②③④の段階について、「舞台裏での治療」「負の回廊」「虚の回廊」「天使主義と悪魔主義の解決」「翻訳者としての治療者」「生命の対話」などのキー概念や症例を織り交ぜながら、治療の方向性や留意点などの治療の実際を述べる。

第1章 実際の治療の前に

1 受診の動機

天使主義にせよ悪魔主義にせよ、自分たちの試みに行き詰まった患者は、ひそかに自分の天使主義や悪魔主義の成就を求めて病院を訪れる。

患者が求めているものの根本は、「家族と自分がよくなり、仲睦まじくなりたい」というものである。制限型は、純粋にその動機を持つ。無茶食い／排出型は、その願いを持つが、「それは不可能ではないか」という疑心暗鬼を家族にも自分にも抱いている。排出型は、患者となることで治療者を巻き込んで利用し、家族や異性を悪者に仕立てあげて自分の面倒を見させようとする。非排出型は、期待はずれな親と期待はずれな自分に絶望しつつ、一縷《いちる》の救われる可能性を求めて病院を訪れる。

症例　**なぜ自分から病院へ来たか**（24歳　女性）

患者　家族の皆が我を張り合って対立している。私は皆が好きなのに、私の気持ちにはおかまいなしで、誰も私の気持ちをわかろうとはしてくれない。皆のことが好きだから、私はこんなに苦しんで眠れないほどなのに……。

治療者　「家族というものがどこにあるのか」と？

患者　そう（と、深くうなだれる）。愛されているのかどうか不安です。愛してくれてはいるのだけれど不安です。私に子どもができたら、もうそれで無視されるのではないか。一人前だと思われると、かまってもらえなくなる！　本当は一人前とかじゃないのに、向こうはそう思い、安心してしまうと思う。本当は、お父さんにもお母さんにもカウンセリングに来てほしい。このまま過ぎていき、やがて親たちが死んでしまったらと思うと、怖くてならない。つかめるものが何もなくなるから。

治療者　自分の問題も親たちの問題も共に解決したい、してあげたい。それで、自分が口火を切るために、自分から病院へ来た？

患者　うん！

症例　**言えれば安心できて考え直すことができるように思う**（15歳　女性）

患者　人と話をしたいし、話を聞いてもらいたいけれど、それができなくて家にひとりでいることが多い。

治療者　というと？

患者　安心して話せる人がいないからです。「私が言ったことに否定的なことを言われたり、しんどそうな顔をされたり面倒くさそうな態度をとられたりするのではないか」と思うので……。

治療者　どうであってほしいと期待する？

患者　とくに何か言ってもらいたいのではなくて、ありのままを受け入れてもらいたいというか、そういう状態なのだということを聞いてもらいたい。

治療者　それを求める理由は？

患者　まず、話すことで気分が少しスッキリすると思う。そして、「言っても大丈夫だ」と思えたら、それで安心できるというか。それに、口に出して言うことで自分でも見直すというか、いつも頭の中で考えていることを言葉に出して言うと、考え直すことができるように思う。

患者は言うことが不安なのである。それは、聞いてもらえなかったり、話をさえぎられたり、言うことを否定されたりすることを恐れるからであるらしい。患者は、その回避性のため、傷ついたり傷つけたりすることに敏感で、内に閉じこもりやすく、何も言えなくなる。つまり、「打たれ弱い」のであるが、そのような自分であるという、いわば実存的な不安を抱えている患者は、とにかく一旦は人に受け止めてもらえることを望んでいるのである。言いたいことを言い、言わせてもらえる安心感の中で、満足感も得られ、自己客観的になることができ、自分を改めることができるのではないか、と思っているのである。これは、患者はある程度の自己客観視の能力は持つが、その回避性が災いし、自分ひとりでは十分に自分に向き合えず、自分と取り組むことができない、そのような自分であることを自覚していることを示すものである、と考えられる。したがって、ここでの治療課題は、治療者が患者の補助自我としての機能を果たすことである。

2　四類型がそれぞれに期待する治療者の対応

自己愛性と回避性とによる「間違ったプライド」のために秘密主義に陥っている患者は、四類型とも、救いを求めていながら、自分の悩みや欠点を治療者にさらけ出すことができないという矛盾を抱えている。そのため、患者たちは、治療者が十分に信頼に足る人物であるかどうか、期待はずれでないかどうかを「試す」。

そのやり方は、以下のとおりである。

①制限型は、終始無言であることによって治療者の能力を測る。

②無茶食い／排出型は、絶望の気配や手がかりをわずかばかり示すことによって、治療者がそれに着目して話を引き出す力を持つかどうか、本気で自分にかかわってくれようとするかどうかを見極めようとする。

③排出型は、数限りない嘘とねじ曲げた事実とを織り交ぜて治療者をだまし、巻き込んで利用しようとする。

④非排出型は、自分の中身のなさが治療者に「わかられてしまうこと」を恐れ、ほとんど何もしゃべらないが、言わないままに自分が求めている救いを治療者に「わかってもらうこと」を期待する。

3　摂食障害の治療手順

患者は、「言いたいけれども言えない」「信じたいけれども信じられない」という特有の矛盾を抱えている。そのため、摂食障害の治療はそれに特有な特異なものとなる。それは、次のような手順を踏むことを要求する。

①「自分を隠したまま利益を得ていこうとする段階」の治療
②「さらけだして自分をわかってもらおうとする段階」の治療
③「『この自分』の改善を図っていく段階」の治療
④「そもそもの『本当の自分』を生きて行く段階」の治療

治療メモ　**「本当の自分」と「この自分」の分離への対応**

それ自体は病的であるにしても、「本当の自分」と「この自分」に自己を分離させるのは、逆説的にいえば自己客観視の能力があることを裏づける。そこで、治療の眼目は、患者の自己客観視と自己受容能力を高め、患者が自己変革に取り組むことができるように誘うことにある。留意されるべき要点は、患者の自尊心を傷つけないことと、批判精神をただそのまま放置せず、それを自己向上のための反省心にまで高めることである。

治療メモ　**治療関係**

①家族関係の調節
●家族成員それぞれの自己を保証する
●停滞的な家族関係を発達的な関係に変える
②仲間関係の調節
●同世代者との関係を再構築して、そこで友愛を体験できるように工夫する
③仕事などを介して社会的人間関係を創造する
●社会に受け入れられ、社会から必要とされること

治療メモ　**個別主義から協調体制への移行（家族関係において）**

①相互に必要とし合っていることへの気づき（対立から協調へ）
②相互に支援し合うことができることへの気づき（自己客観視と自己変革の能力）

③健康な家族機能が獲得される過程

治療メモ　**新しい自分の新しい生き方**

①自分の殻から抜け出る
②人と共に生きる
③虚無から創造へ
④「知恵」と「勇気」の天使の羽を持つ

治療メモ　**関係学の観点からとらえた「治る」ということ**

著者は、「治る」ということを、関係学の観点からとらえた場合には、次のようになることであると考えている。

①一者的類型では、自己が一者的*であることに気づいてその肯定的側面を肯定しつつ、二者性を知ってその肯定的側面を肯定しつつ、三者性を知って自己統合的になっていくこと。

②二者的類型では、自己が二者的であることに気づいて、その肯定的側面を肯定しつつ、

一者性を知ってその肯定的側面を肯定しつつ、三者性を知って自己統合的になっていくこと。

③ 分離的類型**では、自己が分離的であること、すなわち一者的でもあり二者的でもあり、しかも、それらが自己において分離して構造化されていることに気づいて、全体としての肯定的側面を肯定しつつ、一者性と二者性とを統合することのために三者性を知って自己統合的になっていくこと。

④ これらは、支持され（一者性）、受容され（二者性）、知識として教わって（三者性）、それら一者性や二者性や三者性を、自己・人・物の関係において、人に肯定的・養育的に協力してもらいながら、自己が体験していくことによって、獲得されていく。

＊ 一者的（monadic）、二者的（dyadic）、三者的（triadic）
関係学の創始者である松村康平によると、人間関係を、関係が発展していく際の関係自体を主体としてみて分類すると、その関係把握の仕方により、
一者関係型―人間関係を自己関係的に把握する型
二者関係型―人間関係を他者関係的に把握する型

三者関係型—人間関係を「間」関係的に把握する型
多者関係型—人間関係を網状的（個・集団的）に把握する型
と類型をたてることができるという。

文献　松村康平・板垣葉子『適応と変革—対人関係の心理と論理—』誠信書房、一九六〇）

＊＊　分離的類型（dissociate type）

窪田三樹男による概念。

文献　窪田三樹男「分離的類型の概念—摂食障害の事例から—」『関係学研究』第二五巻第一号　一九九七

第2章　治療の実際

1　患者の期待感に沿う

治療は、秘密主義という迷宮に治療者を招待するために患者が提供した「負の回廊」か「虚の回廊」を歩むことによって行われる。そして、歩きながら、患者に信頼と愛と創造が何であるかを教え、それが確かにあることを知らしめ、患者がその三つをわがものとして「本当の天使を生きる自分」を動機づけるものとなる。

(1)「負の回廊」を手探りで歩む

治療者は、その患者がどの類型に属するかを見立てながら、それぞれの類型が治療者に期待する対応をとる必要に迫られる。そのとき、秘密主義に陥っている患者は、治療者を自分の隠された秘密の世界に招くために、「負の回廊」と呼ぶべきものを治療者に提供する。これは、耳には聞こえない、何も訴えない訴えである。わかってほしいけれどさらけ出すことができない。だから、在ることを示せない。相手が道を踏んでくれればはじめて「そうです」と示す「負の回廊」である。しかし、それは、自分が何を隠しているかを治療者に問いかけ、その謎を解くことを求めるものであり、治療者が正解を出すと患者はそれに頷き、その分だけ治療者が歩を進めることを許容するものである。

症例　言えない自分の思いをわかってもらいたい（17歳　女性）

患者　言えない自分は、親のほうから声をかけてもらいたかった。「おはよう」「お帰り」「あれが欲しいか」「こうしたいか」「いいよ！」と言ってもらいたかった。今の自分は何でもいいから、人に「声をかけてもらいたい」と願っている。向こうから接近してきてくれて、言えない私が思っていることや願っていることをわかってもらいたいんです。

症例　受動的な過食症患者への積極的なかかわり方（16歳　女性）

治療者　何がなくなれば、何があれば、何を知れば、よいと思えるかな。
患者　えっ？

治療者　「汚い」という言葉に感じるものはあるかな。
患者　ある。
治療者　言えないのは、実は自分もそうだから？
患者　うん。（ニンマリと頷く。）
治療者　でも、本当は清らかなものが好き？
患者　うん。（こちらの目を見て頷く。）
治療者　あってほしいのは、真の愛と信頼？
患者　うん。（深く頷く。）
治療者　あなたがやる気を取り戻し、殻から出たときに、出会いがある。そして、本来の自分を生きるために、その人たちに育ててもらうのがよい。
患者　うん。（唖然とした表情で頷く。）

(2)「虚の回廊」に誘われたふりをする

しかし、排出型は、それとは異なる態度をとる。患者は、積極的に「虚の回廊」と呼ぶべきものを治療者の耳に語りかけ、それを信じ込ませようとする。つまり、自分に隠したいものがあるために、積極的に「こうです」と嘘とねじ曲げた事実とを語ることによって、治療者をたぶらかそうとする。そこで、治療者はだまされたふりをする必要に迫られる。なぜなら、だませないとなると、患者は治療の場から退散し、治療行為が成立しないからである。そこで、治療者は、患者が周到に準備した「虚の回廊」に誘われたふりをしながら、患者が示すつもりがなかった「負の回廊」に迷い込んだかのようにして手探りで歩む。

(3)「舞台裏」での治療

しかし、いずれの類型であれ、秘密主義に陥っている患者の心の扉を開かせるキーワードがある。それは、患者によって提供されたものが「負の回廊」であれ「虚の回廊」であれ、「舞台裏での治療」という合言葉である。世間が彼らにとっては自分が演技をする「舞台」であるとするなら、治療の場は「舞台裏」であることを説明し、理解させる。すると、患者は、次第に自分をさらけ出し始める。しかし、これもまた、排出型に対しては、説明する前に治療の場を舞台裏にしてしまい、患者の安心と油断を誘う必要がある。それは、治療者が自分自身に対してオープンマインドであることによって得られる。

次の症例は、無茶食い／排出型の患者が、治療者の勧める「舞台裏での治療」に反応し、自分をさらけ出すことができるようになった、その顛末を語る場面である。

症例　**「舞台裏での治療」の効用**（24歳　女性）

患者　最近、「変わったね」とよく言われるようになった。「今までは、絶対にイヤ！と言っていたのが、イイヨと言うようになっている。心が広くなったね」とか、「明るくなって、声が大きくなったね」とか。自分でも自然に笑いが出るようになったなと思う。本当におもしろくて笑いが出るようになったな、と。かつては、人に合わせた笑顔だった。今は、したいことも出てきてやる気が出るようになってきた。自分の家庭をもちたいとはっきり思うようになったし、そのために自分を成長させたいなと思うようになった。これまでは、すぐにマイナス思考に入っていたし、相手は「こう思っているに違いない」と決めつけていた。それは「自分の思いつきでしかなかったのだな」と今は思う。それに、「どうしてこういうことが言えなかったのかな」と思うことが言えるようになっている。見せられないから言えなかったのが、言えるようになっている。思い切って言ってみたら、私が思っていたほど軽蔑とかされないし、私のことを本気で考えてくれるし、けっこう皆も悩んでいたりすることを知った。

治療者　「私がこうだから、他の子もそうだろう」と思っていた？

患者　そうかもしれない。いや、そうだった。かつて先生が、「ここは舞台裏だと思っていいよ」と言ってくれたのが、すごく効いている。

患者は、自分の思考法に沿って、頭の中で「こうだ」「こうにちがいない！」とひとり合点し、現実がまるでわかっていなかったのである。そして、勝ち負けや優劣の差別意識によって、自分で自分を軽蔑していたのを、投影同一視的に、「人が自分を軽蔑するに違いない」と思い込み、秘密主義に陥っていたのである。また、「劣等な自分のことなぞ誰も本気で考えてはくれないだろう」とひとり合点し、みずから腐ってやる気をなくしていたのである。これは、「優れた者や完璧な者だけが愛される」という、誰しもが陥りやすい思考法である。

そのような考えにとらわれていた患者が救いを得たのは、世間、すなわち患者にとっての「舞台表」では決して示すことができない自分の実態を、安心してさらけ出すことができる場を、治療者との関係に見出したからである。それは、自分で劣等と思っている部分を示しても、決してあなどられることがなく、自分の苦しみを共有してくれる他者を、そして、その解決のために力を貸そうと努力する他者の存在を、治療の場に、すなわち「舞台裏」に発見したということである。

そして、そのような過程で、患者は、「言う」こと、すなわち「さらけ出すこと」の大切さを知る。なぜなら、それを行うことで、患者は、ダメな欠点を解決するための他者からの支援を受けるからである。この、「ダメだから愛し、愛される愛」は、「あなたが幸せになると私は幸せになる」という性質を持つ。よいものは愛されるのではなくて恋《こ》われるのであり、手に入ったそれはやがて飽きられる。患者が求めていたものは、自分を慈しみ育んでくれる他者の存在だった、と考えられるが、求めていながらそれが得られずにいたのは、患者が、「完璧でないと愛されない」という間違った思考に陥っており、そのために秘密主義に陥り、自分が何を求めているのかを他者に示さなかったからである。

2　身勝手なファンタジーの解決

(1)　治療の中心的課題

治療の中心的課題は、患者が身勝手な空想的な理想の視点から自他の現実を見下ろして自他を見下すこと、をやめさせることにある。彼らは極度に身勝手であり、自分の思うところの空想的な理想どおりではないからという理由で、家族や同世代者たち、そして自分自身と自分の身体を見下して許さない。そのため、愛されていても、それが愛だとは気がつかず、自他と自分の身体を大切にして愛そうとはしない。そのような患者たちは、悲劇のヒロインとしての自分か、あるいは有頂天な幸福者としての自分、というファンタジーに酔って生きようとする。その思い入れは、激しくて強い。それは、期待はずれな自分と期待はずれなまわり（家族や世間）への情けなさから、ファンタジーでもって、嫌悪を催す現実を糊塗《こと》しようとする衝動に突き動かされているからである。したがって、この中心的治療課題に対処するに当たっては、各類型に応じた極度の注意深さが要求される。

(2)　治療の方向性

摂食障害患者は、信頼を知らないから、人に期待することができない。愛を知らないから、自他と自分の身体に対して無責任である。そして、創造を知らないから、すでにそこにある何かよいものを自分に掻《か》き集めようとするだけである。

次のように、治療の方向は、あるがままの現実の自他を許して認め、そこから理想に向かって這い上がっていき、人に支援することができるようになることを支えることにある。

①それは、彼らの境界的な理想主義を解決に導く作業である。

②また、問題の解消を求める回避的な「弱い、間違ったやさしさ」を「強い、賢いやさしさ」に変えるため、現実を体験させて、それがもたらす知恵と勇気とを積ませ、問題の解決を志向するように方向づける。

③さらには、面倒を見たり見られたりしようとする依存性を解決するために、自由の喜びに気づかせ、自立を目指すことを動機づける。

④そして自己愛的なファンタジーは、それを創造へと結びつけるため、患者に生きる力を与える必要がある。それは、必要であれば、抑うつ気分を薬物療法的に治すことであり、生きる意味を教えることである。

⑤また、強迫性は、絶対的なものや完璧なものへの忠実性を活かすために、患者の「やさしさの面倒見」に結びつけ、悲惨な状態にある自分と人と環境とを救うためのものに方向づける。

⑥そして反社会性は、これが患者をして自他に悪をなさしめるのであるが、それは、与えられてしかるべきものが与えられなかったことに大いに由来しており、患者の正当な要求は肯定

されるべきであることを、患者にも両親にも理解させる必要がある。その上で、反社会性は、それを自分の悪徳のために用いるのではなく、自他を反社会的な悪徳から守るための武器や防具として用いる意義に、すなわち美徳に気づかせる。

⑦最後に、演技性は、楽をして見せかけでしかないものを本物として自他を誤認させるためにではなく、自分の内面の目に見えない真実を目に見える形に反映させることのために用いるべく方向づける。それは、患者の「やさしさの面倒見」を、それを求めている人にそれと気づかせる目的を持つ。

(3)「むなしい天使主義」と「むなしい悪魔主義」の解決

患者のパーソナリティを構造化する理想主義とファンタジーと、やさしさと面倒見と、絶対的なものに対する忠実さと悪徳は、いかなる存在として患者を動機づけるかを考えるとき、治療者の脳裏に浮かぶのは、自己の内外にある反社会性を憎み抵抗する「天使」のイメージであり、反社会性に飲み込まれた「堕天使」のイメージである。そして、患者は、患者が天使であるという治療者の指摘に容易にうなずく。しかし、この天使には、知恵と勇気とでできた羽が生えていない。それは、依存性と回避性とが災いして、患者に物事を体験することから尻込みさせ、機会を遠ざけるからである。自分を有効に活かす手立てを持たない患者の天使主義は、ただむなしいだけである。

しかし、排出型に堕天使であることを指摘するのは、十分な信頼関係を得た後にする必要がある。なぜなら、堕天使を生きている排出型は、自分の化けの皮が剥がされることを強く恐れるからである。堕天使を生きる排出型の治療に当たって、患者は本来天使であることを指摘し、その純粋志向性を刺激して自己の内外にある反社会性と戦うことを動機づけることが必要である。悪魔主義によって堕天使を生きてきた患者は、よくなった後、「それをしてどれだけよいものを吸い取っても、結局は堕ちるだけでしかなかった」と言う。これは、天使でありたかった自分が堕天使を生きる、自他への裏切り行為を嘆くものである。

堕天使が天使になるには、「無償の愛」が現実に存在することを治療者が具体的に示し続け、患者の信頼を勝ち取る必要がある。患者のそれは、いわば「有償の愛」であり、ギブアンドテイクである。「無償の愛」は、ギブアンドギブ・テイクアンドテイクによって成り立っている。それは、「あなたが幸せになると私は幸せになる」というものでできている。

患者が天使になるためには、「困っている人、つらい思いをしている人に、何かしてあげないではおれない自分」を、治療者がはっきり患者に自覚化させることがまず必要である。そして、知恵と勇気とでできた、自由に羽ばたくことができる羽をわが身に生えさせ、自分にも人にも親切ができるようになることが患者に求められている。治療者は、患者がそうなるための知恵を絞らねばならない。

症例　現実の世界の中で腕を磨く見習い天使を生きる（17歳　女性）

患者　父親が仕事へ行きだし、お母さんは店と家の仕事で、イッパイイッパイになっている。私は家族を背負って立ちたいのに何もできなくて、お母さんを疲れさせてしまう罪悪感に襲われている。

治療者　その気持ちはとてもよいものだね。でも今のままでは、非現実的な思いでもあるね。

患者　うん。でも、その思いが強くて、どこかでできると思っていて、できないと不安になり、罪悪感でいっぱいになり、つらくなってくる。

治療者　そうだね。そこで実力を磨いていく必要があり、そのためにあなたは治療の場に来ているのだと思うよ。

患者　うん。最後の夢というか、最後はそこまで到達したい。「私はできる」という思いがあり、いっぱい尽くしてあげれば絶対に幸せになるという信念がある。

治療者　あなたが幸せになると私は幸せになる。その感覚かな。

患者　あっ、それ！

治療者　その気持ちがあって、そのための手順というか、知恵と勇気とを身につければ、それが可能になっていくかもね。

患者　ところが、それでいて、お父さんにもお母さんにもただ合わせるだけで、自分への裏切りというか、ものすごい嘘つきみたいになっていて、そんな自分にけっこうめげている。

治療者　仲良くしたい、嫌われたくないということなのだろうね。今のあなたにできることは、それだけかもしれないけれど、相手のために役立つ自分になるには「一生をかけて」であって、「今すぐに」ではないと思うよ。常に誰においても、「今の自分の身の丈」というものがあるからね。

患者　たぶん、そこが病的なのだと思う。「思い続けていたら神様は許してくれるのではないか」と思うからで、だからそんなことを思っているのだと思う。

治療者　それだね。自分の存在の原型は！　本来のあなたは天使です。これまでは、けっこう悪魔をやってきたけどね。

患者　うふふ……。

治療者　それでね、神様が嘆き、怒りまくっているかもよ。
患者　ああ、それで、罪悪感！　わあ。
治療者　「わあ」だよ。だから、これからは、見習い天使をやっていこう。
患者　見習い天使？
治療者　そう、見習い天使、空想に逃避せず、現実の中で腕を磨いていく。そのことのために、あなたに力を貸す人々が世の中にいると思う。
患者　うん。……でも、せっかく現実感覚が戻ってきたのに、お父さんとお母さんの対立の板ばさみに合い、生気を吸い取られそうになって、すぐに空想の世界に入りそうになる。胸がモゾモゾとしてきて、「この世の終わり」みたいな感覚がする。
治療者　あなたの家族全員に癒しが必要なのだと思います。私はあなたの主治医として、そこに入り込もうと思っている。私にやれることは何でもするし、さらにやれるように、自分の「腕」を愛そうとする約束は確実にできます。あなたには、私の手助けをしてほしい。ひとつのプロジェクトの「仲間」として……。
患者　見習い天使！
治療者　そう。私たちはかなりおおげさだね。

患者　あははは！

症例　天使になって悪魔に勝利を収める（18歳　女性）

治療者　「セックスが汚い」とは？
患者　行為自体が気持ち悪いし、汚いから……。
治療者　愛し合った男女のそれは？
患者　それも汚いと感じる。犬とかが興奮しているのを見るだけで汚いと思う。天使とか女神様とか、そういう存在に子ども時代は憧れていた。今の私は堕ちた天使。お金のために悪魔に魂を売り渡した。自分の身体を道具にして自分を売った。そのとき自分を殺したのだと思う。だから自分が許せないし、セックスは汚いと思う。そして、男を見ても、汚いと思う。
治療者　人間の否定？
患者　うん。人間の行為自体がいやなのだと思う。汚いと思う。
治療者　神を想う動物である人間の、動物的側面をいやがっている？
患者　うん。
治療者　救いは？
患者　わからない。ないと思う。

治療者　あなたには、免罪符は与えられないのかもしれません。そこに救いを見出すことも思い起こすことも、私にはできません。あったことはあったのであり、消えないものを消せはしないと思う。しかし、あなたは何かをつくる生き物です。人間が動物であるのは、いわば人間が神の手足だからです。何かをつくり出すために、人間は動物でなければなりません。

患者　えっ？　動物だからつくることができる……。

治療者　神を想う動物だから、人間はつくり出すことができるのだと思います。そして、あなたの唯一の救いは、創造性にある。よいものをつくり出すこと、それは悪魔への挑戦状であり、悪魔の克服です。なぜなら、悪魔は姦計《かんけい》を用いてそこにあるものを操作することしかできないからです。人に何らかの快を与え、それに見合う以上の不快をその人に引き受けさせることしか悪魔はしません。その差額が、悪魔の取り分です。何かをつくり出す悪魔を私は知らない。あなたはお金を得て何かよいものが残りましたか。

患者　ああ、何も、何も残らなかった。

治療者　あなたを侮辱するつもりはなく、批判したいのではありませんが、ドライに言ってしまえば、セックスが汚いのではなく、あなたの内なる悪魔が汚い用い方をしたのです。

患者　私が汚いんですね……。

治療者　しかし、その解決のための答えを、あなたはすでに持っている、生まれながらに。あなたは「そもそもの自分」であればよい。

患者　……？

治療者　天使になり、女神になればよい。

患者　でも、今までの自分には何もなかった！　からっぽだった！　誰とも結びついていなかったし、汚れてしまっている！

治療者　あなたがからっぽだったのは、あなたが自分を生きようとしなかったからであり、偽物を生きてきたからです。世間に媚びを売るか、世間を恐れて……。しかし、自分を生きれば充実します。そして、あなたは悪魔と取り交わした世界を知っている。汚れを知っている。その知識を誰か他の人のためにその人を守るために使えばよい。すると、あなたは悪魔を笑うことができる。悪魔ばかりに哄《わら》わせておく理由はありません。そうすれば、それは生きる知恵となって、あなたは堕天使から、あなたがそもそもなりたかった天使になる。愛を生きるようになる。

（患者は顔を天井に向け、涙と笑顔が吹きこぼれる。）

治療者　よい体験を積み、知恵と勇気とでできた羽を生やし、自由に羽ばたく天使になりましょう。

……

患者　うん！　うん！（泣き笑いしながら何度も頷く。）

……

「セックスが汚い！」という訴えは、お金のために身体を道具化することを指しているようである。また、セックスが、食べることを含めて人間の動物的な側面に一部分根ざしていることに由来するようである。「欲しい」と言えなかった患者と、それと察して「与える」ことに気づかなかった両親との関係がそこにあったが、援助交際をして身体と金銭とを交換した患者はそのとき、純粋さを求める自分の魂を悪魔に売り払い、堕天使となった。それが、自分の内なる悪魔との取り決めである。

患者は、「そもそもの『本当の自分』」を生きることができずにいた。患者によれば、「大人になれば天使になれる」と幻想的に思い、経験から自分を培うことを知らなかったからである。また、現実を生きていくことに必死で、それればかりに気がとられていた両親が、患者の持ち味を活かすことに思い至らなかった、ということがあるらしい。純粋を求める魂を悪魔に手渡して汚れてしまった患者は、生きることのいかなるものにも救いを見出すことができず、懊悩《おうのう》してきた。そのような患者が「自分の生きる意味」を見出すことができる可能性は、「そもそもの『本当の自分』を生きること」にあり、「天使になって、悪魔に勝利を収めること」である。

(4)「生命の対話」をすること

患者が言う「消えたい」とは、「人に求められない、役に立たない自分は、その場から消えてなくなりたい」ということであり、恥ずかしさのあまり、「すべての人々の脳裏から自分の存在の痕跡を消し去りたい」というものである。また「終わりたい」とは、「自分には生きる理由がなく、苦痛な自分の人生が一刻も早く幕を閉じることを求める」というものである。そこで、治療者と患者は、「患者が生きる意味」についての対話をする。それを一緒に見つけ出し、患者がそれをわが身に取り込むことのために。その生きる意味とは、患者が言うところの現実の「この自分」が、これもまた患者が言うところの潜在的な「本当の自分」になることを、治療者が強く支持することである。これは、先に述べた知恵と勇気を身につけることであり、現実から理想に向かって物事を創出していく姿勢を身につけることである。

症例　**なぜ消えたいか**（27歳　女性）

「私は自分が生きる意味がわからない。自分が何をしたいのかわからない。わからないままに生きて、食欲に突き動かされて食べ、性欲に突き動かされて男を求め、物欲に突き動かされて物を盗む。間違っているとわかっている。だからそんな自分は消えてしまいたい。いないほうがいい」

症例　**「消えたい」と「終わりたい」の違い**（16歳　女性）

「自分が許せなくなると，私の場合は手首を切る方向には行きません。クスリをのむのは発見されることを期待しているのだし……，やるとすれば，もう少しはっきりとしたことを，もっと一瞬で終わるようなことをすると思います。私は発見されないだろうと思う。「終わりたい！」の一心だからです。「消えたい」という感じのものとは次元が違います。

強迫的な親とは幼い頃に別れて相互依存の体験を持たず，演技的な親に拒絶され続けてきた患者には，良かれ悪しかれ世話をされるという体験がなく，余裕がないらしい。そのため，「消えたい」という一時的な休息を求める感覚は湧かず，「終わりたい」という終止符を打つことへの願望だけが生じるようである。

次は，無茶食い／排出型の事例である。潜在的な「本当の自分」と現実の「この自分」との乖《かい》離《り》に，患者が苦悩する面接場面である。

症例　**「本当の自分」と「この自分」の落差に悩み苦しむ**（27歳　女性）

患者「男の人は，私の容姿とか身体とか，結局はそういうことだけなのではないか」「私の女の部分だけが必要で、私を必要とはしていないのではないか」と思っています。「太って嫌われるのではないか」と私が気にするのもそのためです。

治療者　「自分というものが必要とされていない」と、あなたが思うのですね。

患者　はい。

治療者　では、必要とされる存在と必要にされない存在は、どこがどう違うのでしょうか。

患者　……？

治療者　自分の中身に自信があるかないかということではありませんか。そして、それはあなたが考えていることです。

患者　全然自信がありません。

治療者　そしてもちろん、それは秘密にされているはずだから、それまでに付き合いのなかった男性から求められたとき、それは人間としての内容以外のものに関してだと、そう思うほかない？

患者　はい。

治療者　それでは、なぜあなたは痩せることを求めたり太ることを恐れたりするのではなく、中身に取り組むほうへ行かないのでしょう。

患者　たぶん、そのあたりはおごりがあって、実は、心底自分が豊かでないとは思っていないからです。

治療者　では、なぜそれを示さないのですか。

患者　自分でもそれはわかりません。まず、最初の発想法として、「相手に気づいてほしい」というのがあります。「なぜ気づかないのか」と、不思議に思います。

治療者　その自分とは「本当の自分」のことであり、現実の「この自分」のことではありませんね。

患者　うん、うん。（何度も頷く。）

治療者　それが「当たり前にわかる人」との出会いがなかったということなのだろうか。

患者　「そういう人はいない」と私が思っているのでしょうね。

治療者　とすると、それはつまり、あなたがそう思うこと自体は環境の側の問題ではないことになりますね。

患者　実は、その男性の申し出を受けてお付き合いをすることにしました。理由は、いわゆる見た目とか学歴とか収入がいいからです。だから「いかに自分がいやらしいか！」ということです。でも、気持ちの温かい人で……、でも、それもまた自分の気持ちが楽になり、不安ではなくなるからで、それはこれまで付き合ってきた男性たちにも同じことが言えて、そこが問題だと思っています。

治療者　それは、「この自分」の問題ですね。

患者　はい、そうです。

治療者　そして、それはもしかすると、その男性があなたの喜怒哀楽の感情、ことさら哀の感情を吸収してくれること、緩衝材になってくれることを、あなたが求めるからでしょうか。

患者　はい、そのとおりです。自分ひとりだと寂しいからだと思います。

治療者　すると、あなたは、そもそもの「本当の自分」と「この自分」の落差に悩んでいることになる。そして、それを解決するためにここに来ていることになる。そう考えてよいですか。

患者　はい、そうだと思います。

症例　**自己存在の無意味感**（17歳　男性）

患者　親にちゃんと言っていない。親は尋ねてくるけど、自分が答えられないでいる。それは、「心配をかけてはいけない」「甘えてはいけない」と思うからです。でも、本当は、「信頼することができていない」と言えば言いすぎだけど、「うまくやれない自分だ」ということを言ってしまうと「見放される！」と思うからです。親が自分に寄せる期待に応えられていないので不安なんです。

治療者　見捨てかねない親たちなのかな。

患者　そうではないと思います。自分の妄想だろうと思います。自分に自信がないから、「自分を高く見せよう」「本当のことを言わないでおこう」としているのだと思う。実は、社会に入って、ひとりでやっていく自信がありません。そもそも、「自分が存在することに意味がない」と感じています。そういう考えを推し進めていけば、この世に人間や生き物がいること自体に意味がないことになるので、この考え自体、意味がないと思うけど、それなのに、何の理由もなく、直接的な感覚として、「自分の存在に何の意味があるか」と思えてしまう。

治療者　現実を生きることに何の魅力も興味も見出せない人がいるが。

患者　はい、それだと思います。

治療者　幼い頃に親と心ゆくまで遊んだという記憶は？

患者　ありません。休日に父親と遊んだ記憶がありません。父親はただ仕事をするだけで、休日はひとりでテレビを見ているだけの人です。

治療者　「右だろうと左だろうと、お前は私の大切な息子なのだ」と思わせてもらえた体験は？

（患者、うつむいて涙を流す。）

治療者　親にかわいがられた記憶がない子どもは自分の存在基盤があやしくなる。「できがよかろうが悪かろうが存在すること自体がよい」とされる体験を積んでいない。そのため、「できのよさを示さないと愛されない」と思い、「できの悪さを示すと見放される」という不安に苛まれる、と私は考えるのですが。

（患者は声を立てて泣く。）

治療者　では、どうすればその不安が解決するか。その答えは、かわいがられる体験を積んでいないのだから、それを取り戻すことにある。待つだけではなく、親と仲良くなるための工夫を自分もする。少なくとも、お母さんには打ち明けることから始める。そして、世間に居る、「この人が自分のお父さんだったら』と思える人と仲良くなるための努力をする。そのためには、もしかして甘え下手の自分であるなら、「半歩の勇気」と呼ぶべきものを振り絞る。それは、半歩だけ自分が前に出ると、後の半歩は「そのつもりのある人」は向こうから接近してきてくれる、ということです。これでいこう！

患者　……はい、そうですね。（ここで涙が止まる。）自分の問題でもあるのだから、自分が示さないと何も始まりませんね。恥ずかしくて、甘えることができなかったんです。

「生命の対話」をすることによって，患者は現実から理想に向かって物事を創出していく姿勢を身につける。そのため，自分の身体を痩せさせて消滅させようとする理由がもはや消えてなくなる。生きることが有意義になる目的，すなわち「夢」をもたない彼らにとって，食べ物はかつてそれ本来の意味をなさず，ただ欲求不満の解消のためにしか用いられない道具であった。しかし，この「生命の対話」をすることによって，患者は自分が有意義に生きていくことができる「生命の食事」をとることができるようになり，自己否定衝動が消失し，正当な形で自己肯定願望が満たされる。

3　親子コミュニケーションの改善

(1)「間違ったやさしさ」への対処

摂食障害の家族の全員は，「間違ったやさしさ」を持つ。両親のそれは自分へのやさしさであり，人へのきつさである。患者のそれは，しばしば人へのやさしさであり，自分へのきつさである。しかし，患者もまた自分へのやさしさと人へのきつさを併せ持つ。このやさしさは，批判的に相手の責任を追及して自分の問題は棚に上げて逃げるための、あるいは相手を免れさせるために自分に非があるとするだけのものである。摂食障害の家庭には、「間違ったやさしさ」による問題の解消だけがあり、それを解決するための知恵と勇気を持った親切による解決がない。

そのような「間違ったやさしさ」を持つ両親は、常に自分を守ろうとして、相手を攻撃する攻撃的自己防衛を行い、いがみ合ってきた。そのため、人にやさしくしたい患者は、自分が悪いことにして、両親の汚いごまかしをわが身に吸収してきた。患者は、過剰なまでの共感能力を持ち、つらがっている誰かがいると何かしてあげたくて居ても立ってもいられなくなる「やさしさの面倒見」の血が騒ぐ。

しかし、排出型も非排出型も、自分に甘くやさしくし、自分を被害者の立場に置き、両親を加害者の立場に置いて、自分に利益を得ようとする。摂食障害の患者家族の問題は、互いに回避的でかつ自己愛的なひとり合点を持ち、互いにわかり合おうとせず、互いに手を貸し合おうとしないところにある。また、自分に甘くやさしい両親と悪魔主義を生きる患者の問題の本質は、これもまた自己愛的な「わが身かわいさ」にある。

次は、患者が持つ「やさしさの面倒見」について、それはどのような性質のもので、これまでどのように用いられてきたかを検討し、その成就をもくろむセッションである。

症例　**「間違ったやさしさ」の解決**（24歳　女性）

治療者　自分がこれまでに行ってきた「やさしさの面倒見」は、どのようなものでしたか。
患者　人の話を否定せず、うん、うんと聞くことが、人の心を楽にすることだと思っていました。それが一番いいことだと思っていた。
治療者　「否定せずに」とは？
患者　否定しないのは、「相手が私に話しづらくなるかな」と思うから……。そんなことをすると、「相手はまたそれで悩むかな」と思っていたからです。「この子は、私をわかってくれないのかな」と思うかと思って……。例えば、とても危険な交通違反とか、向こうがそういった絶対に悪いことをしたとする。そのとき、「自分にも相手にも、取り返しがつかないことになるかもしれない。だから、なってからでは遅いよ」と言えば、「相手に批判として受け止められるのではないか」と恐れてしまう。
治療者　批判精神。それが、言ってよいこと、してよいことを行うのを妨げる？
患者　うん。言った後で、言わなければよかったと思ってしまう。何が正しいことなのか、わからなくなる。
治療者　批判とは何だろう。どう用いるとよいのだろう。

患者　うん。批判精神が私の中にある。
治療者　それが、どこにまで到達する？　またはどこで終わる？
患者　自分は心の中で批判し、そこで止まって、溜まってしまう。言うと、自分がものすごく悪いことをしたように思って、そこで止まる。
治療者　実際に批判したことはあるの？
患者　あります。そして、それ自体がいやになる。「人を悪く言ってはいけない」という思いがすごくある。それは、されたことがあるからです。
治療者　されたときに……。
患者　すごく、いやだった。だから、自分が言われていやなことを人に言ってはいけないと思った。だから、うん、うんと聞くことにした。
治療者　批判されるべき物事はあります。そして、批判は反省のスタートであり、反省は悪いところを改めるもの。だから、批判は必要なのではないでしょうか。
患者　頭の中では、それはわかります。でも、実際に起きたことで、どこをどう反省するのがよいのか、それがわかりません。私が思うところと人が思うところは違うのではないか、と。
治療者　照らし合わせをしたことは？

患者　自分や人の悪いところについて、紙に書いてみたことがある。これはこうだから悪いと。ああ、直すということがよくわからない。「人にいやな思いをさせないでおこう！」が直したところだと思うけど、「それではダメなのだよ」と言われると、もう、どうしていいか、わからなくなる。

治療者　人から教わり、教えることが……。

患者　私にはそれが悪口に思えてしまう。批判の先に何があるのかがわからない。

（ここで、患者は「壊れた洗濯機」のエピソードを語る。「誰が悪い」「私は悪くない」を両親は延々と繰り返し、自分を守って相手を批判するだけで、肝心の壊れた洗濯機の問題はどこかへ行き、両親の諍いを止めようとする娘の心が粉砕されるというもの。）

患者　ああ、それが批判！　じゃ、友達に車の運転のことを言うのは批判ですか。

治療者　それは愛だと思います。

患者　でも、そこでグサッ！とさせるのもいやで……。

治療者　それは、「血を流さない平和主義」というもの。行き詰まりを生じさせかねませんね。

患者　そこで、イッパイイッパイになり、上に行けません。

治療者　怒りを選ぶのか。それとも、それはあっても、自他のために解決を求めるのか。感情を発散させようとするのか。それとも、それをこらえて知恵に行くのか。あなたは、感情を抑え込もうとしてアドバイスまで抑え込むになってはいないでしょうか。

患者　ああ、そこまで頭が回らなかったかもしれない。できれば、何か言ってあげたいという思いはあるのだけど、本当に相手のためにそうしたいのか。違うような気がする。

治療者　そこに、何かがある……。

患者　えっ、何だろう。例えば、AがBの悪口を私に言ってくる。すると、私はAには何も言わないでBを助けようとする。Aの話をBにするのではなく、AとBとの関係が壊れないようにしようとする。そして、それは問題の解決ではない……。

治療者　「攻撃されている人は何が何でも守らねばいけない」になる？

患者　ああ、そうかもしれない。問題の解決は、頭に置いていない！

治療者　守ることはとても大切なこと。しかし、それだけでは、AもBも成長しない。

患者　成長！　考えたことがない。「守らなくちゃ！」「守らなくちゃ！」「守らなくちゃ！」だった……。

治療者　放火犯が火をつけて回り、あなたは火を消して回る。

患者　消して回るだけかもしれない。

治療者　取り押さえて教え、よいものをつくり出す存在へと導く、イコール育てる。苦痛の解消だけではなく、守りながら気づきを促し、反省へと至り、解決が得られる。このとき、その根源にあるのは、守り育てようとする愛です。そして、その背後にあるのが批判です。

患者　悪口を言わないことだと思っていた。勘違いだったんだ！

治療者　相手の非は相手の非、自分のそれは自分のそれ。それを解決させようとするものが愛。解消する方法は自他を楽にさせる。しかし、楽をした自他は、改める気を失うかもしれない。自他の成長を止めてしまい、悪い甘えを呼び寄せてしまうかもしれない。自分が相手の問題を吸い取ることで、相手がそれと気づいてくれ、「自分から改めてくれないかな」という期待がそこに働いてはいないでしょうか。そうすれば、自分は悪者にならなくてすむと。

患者　そうか……。

患者は、「そうではない！」と否定されることを、とても苦痛に思うようである。そのような患者は、相手を否定せずに話を聞いてあげることがその人を楽にさせてあげることだと合点していた。そして、「わかってもらう」とは、そのままの自分の全部を受け止めてもらい、受け入れてもらうことだと認識していた。それは、患者が、人から批判されて、とてもいやな思いをしたことがあるからである。人に教えることは相手を批判することで、人から教わることは自分が批判されることだとも思えた。それ以来、患者は、人にいやな思いをさせないでおこうとし、批判はしないでおこうと決めた。そして、それは、「自分の中にはとても強い批判精神がある」という認知へ至るものであった。患者は、痛い思いをしたりさせたりすることが（傷ついたりつけたりすることが）格別に苦痛であるらしい。これは、患者の回避的な側面の強さを物語るものだろう。そして、患者は、人を批判しないことを、自分の批判がましさを直すことだとひとり合点した。そして、ただ相手を批判して否定することと、批判を通して相手を高めることの区別がつかなかった。これは、「よい」「悪い」の二分法でものをとらえようとする二者的（関係学の用語。170〜172ページ参照）な認知の仕方であり、我慢・頑張りで物事に対処しようとする二者的なやり方である。

「守り育てる愛」を、患者は知らないようである。患者の「愛」は、相手と自分を「守る」ものであり、「育てる」「つくり上げる」というものではなかったようである。それは、そのようにされたことがなかったから知らずにいるという可能性がある。だとすれば、対策は、その「守り育てる愛」を、身をもって知ってもらうことにある。

(2) 翻訳者としての治療者

それへの対応は、両親のそれぞれと患者の気持ちとが噛み合わないことを解決するため、中立的な立場にある治療者が調停者となり、それぞれの考えや意思を相手に伝えるための翻訳者となることにある。それによって感情的な対立は防がれ、演技的な親の本心や強迫的な親の真心、そして理想主義的な患者の願うところが家族で分かち合える。すなわち、家族の絆がそこに生じる。

症例　**母娘がわかりあえずにきたこと**（B子の母親）（209～210ページ参照）

母親　この子が苦しんでいるとき、どうしてやったらよいかわかりません。「自分が生きているのかどうかわからないから手を噛む」と言いますが、そういうことをしなくて生きているとわからせてやるにはどうしたらよいのか……。

治療者　この子は、「自分がよい子でいないとお母さんが不安がる」と言います。あなたはもしかすると、「何か間違いがあると世間から相手にされなくなる」という不安を持ってはいませんか。

母親　はい、そういうのがあります。

治療者　それで、生真面目なあなたは、正しくなければならないと思い、善を生きなければならないと考えましたか。

母親　はい、そう考えました。

治療者　それをこの子は敏感に感じ取り、あなたを不安がらせないように、よい子であろうとしてきたのではないかと思われます。しかし、そう生きるのは、自分らしい自分のすべてを生きることにはならなかったので、自分を十分に活かすことができない苦しみがこの子に生じていたのではないか、と疑われます。

母親　……、そうだったんですか……。

治療者　世間は留意しなければならないもののひとつでしょうが、世間にはかなりの弾力性があり、少しくらい迷惑になっても、また間違いがあっても、だからといって、それで人をはねつけてしまうことはないように思えるのですが、どうでしょう。これまでのあなたの数々の心配のほとんどは取り越し苦労だったのではありませんか。

母親　はい、結局はそうでした。

治療者　また、人に頼ることが上手にできなかったのではありませんか。

母親　（泣きながら）そうなんです。

治療者　であるなら、あなたは今、少し自分の関心の向きを変え、この子がこの子を生きることができるようにと、話し合い、受け止め合い、手を貸し合うことに心を注ぎ込まれるとよいのではないかと考えます。

母親　ああ、そういうことは、これまで考えたことがありませんでした。何か将来のことが心配になって、いつもイッパイイッパイでした。今この子がどうなのかを考えなければならなかったのですね。

治療者　そうですね。まずはそこから始めてみましょう。

母親　はい。

頼ると頼りきる依存性と境界的な見捨てられ不安をもつ母親は、世間から相手にされなくなることを恐れ、世間に迷惑をかけないように、何かの間違いがないようにと、正しくなければならないと思い定め、善であることを自分と娘に強迫的に押しつけてきた。そのような母親の不安を感じ取り、みずからも依存性と境界性を持つ患者は、母親に見捨てられないように、母親の迷惑にならない「よい子」であろうとしてきた。しかし、その結果、母親は患者に留意することを忘れ、患者は自分を十分に活かすことができずにきた。そのことに母親がこれまで気がつかなかったのは、性急さのために物事の把握が不十分になり、見当はずれを犯していたからである。また、患者が母親に自分の思いを伝えることがうまくできないでいたのは、対立を恐れて退きやすい回避性をもっていたため自己主張を控えてしまってきたのと、患者もまた性急で自己表現が不適切であったのと、自分が正しいと思わないではおれなかった母親のその思いを突き崩せないでいたからであると考えられる。

症例　**母親に従って、自分で考えることを放棄してきた**（B子　18歳　女性）

治療者　どのようなお母さんかな。

患者　しっかりしている。まじめだし、テキパキとしている。でも、許容度は狭いと思う。他の家であれば別に怒られないことでも怒られるし、厳しいと思う。掃除とか「やらないと、やらなかった自分がいやになる」とか、「後悔するのがいやだから」という話はよくする。きれいに越したことはないのだけれど……。

治療者　お母さんは、自分や娘に間違いがあってはいけないと思い、「こうであれ」と自分や娘に厳しく要求してきた。それで、娘は、自分で考える、自分でやる、ということができなくなった。「私は、間違えた!」と先日お母さんはここで告白した。すべてはあなたを思う親心であったのだが、お母さんは見当はずれの取り越し苦労をしていたのであり、かつ一方的であって、娘であるあなたから何かを、それは自由というものだと思うが、取り上げていたのです。そのことをお母さんははじめて認めることができたのです。

患者（それを聞いて、急に顔を紅潮させ、ポタポタと涙をこぼしながら）反発は感じた。でも、お母さんが正しいのだと思っていた。自分のことを自分で「正しい」と言っていたし……。それで私は自分で決めてするよりも「お母さんの言うとおりにするほうがいいのかな」と思っていた。自分が考えたことをすると絶対に後悔すると思っていた。

治療者　みずから過ちを認めることができたお母さんには、人間としての誇りがあると思います。誇りがあるからこそ、みずからの非を認めることができたのです。あなたが反発を感じながらもお母さんが正しいと思えたのは、あなたがお母さんを尊敬できたからだと思います。

患者（満足そうな表情で頷く。）

かくして、患者は痩せることで両親に訴える必要がなくなっていき、食べることで欲求不満を紛らわす必要もなくなっていく。

症例　**母親がかまってくれるようになってきた**

患者　この頃、母親が変わってきた。一緒に話をするようになって、甘え甲斐がある。こちらがイライラしなければならないことが減ってきた。これまでは、子どもが甘えようとしてそばに駆け寄ると体をかわすので、こちらは踏鞴《たたら》を踏むことになる、そういう人だった。この頃母親は、自分の子ども時代のことを話すようになった。「常に風邪を引いていて、栄養失調状態だったような気がする」と言う。進学の件も、持ち出せるような雰囲気ではなかったみたいです。「与えられない、つらい人生だったのだなあ」と思った。

4　問題行動への対処

(1)　自分の女性性への蔑視

摂食障害の治療においては、しばしば問題行動への対処に迫られる。そのひとつは、患者が女性の場合には、自分の女性性への蔑視である。結婚願望がないか、子育てに自信がなく、何も生み出さない彼女たちの性は、類型ごとにさまざまに処遇される。

①制限型は、一切の欲望を断ち切ろうとし、自分が性的存在であることを拒否し、女性性をこそげ落とそうとする。

②無茶食い／排出型は、自分の女性性の乏しさに悩みながら、それでもそれをものの役に立たせようとして、自分を必要としてくれる異性を求める。例えば、それがすべてではないが、「行きずりの性交渉」がそれである。しかし、患者は、後で、自分の女性性を無駄遣いしたことを悔やむ。

③排出型は、異性への依存を勝ち取ろうとし、異性を誘引するための媚として自分の女性性を用いる。

④非排出型は、自分には異性にアピールできるものは何もないと感じており、異性に接近することが怖くてできない。

これらの背景には、理想的ではない自分の身体と自分の女性的能力に対する蔑視があり、自己否定衝動がある。それへの唯一の対処は、患者が無償の愛に包み込まれ、その喜びの中で愛が確かにあることを知り、自分と人、そして自分の身体を大切にする姿勢を持てるように導くことである。

(2) 「欲しい！欲しい！モード」

　また、演技的な親にかわいがってもらえず、強迫的な親からは欲しいものを認めてもらえないできた患者は、「欲しい！」「欲しい！」という物心両面の渇望感をもつ。そのため、患者は自分の欲しいものを見ると、矢も盾もたまらず、それを手に入れようとする。患者が欲しがるものは、例えば、自分の好きな食べ物、かわいい洋服、かわいいおもちゃ、楽しいCD、そして父性愛や母性愛であり、仲の睦まじい家族愛である。これまでそれが与えられなかった患者は、このモードに入ると、万引きや窃盗、詭弁や詐術、援助交際で金銭を得てでも欲しいものを手に入れようとし、また、妻子ある父親年代の男性に性的な接近を図ってかわいがってもらおうとする。しかし、衝動的にそれを手に入れた患者は後悔する。なぜなら、純粋志向的で潔癖な患者の強迫性は、自分が欲望に突き動かされて行動することを嫌悪してやまないからである。このため、媚態でもって異性を手に入れた患者は、誘引された男も、そのようにして異性を誘引する自分も、いやでたまらない。

　そこで、治療者は、患者に対して、その欲望は正当であることをまず保証し、肯定する必要がある。それらは本来、与えられてしかるべきものであった。しかし、患者の用いる手段は認めてはならない。それを妨げられた患者は大荒れに荒れるが、それが収まった後は、止めてもらったことに感謝する。「監視されていないとダメな私」とよく患者が言うのは、これである。その解決は、患者がたのみにすることができる人を得てはじめて可能になる。患者はそのような人との「出会い」を求めている。

(3) リストカット

リストカットは、自他への憤りを自分の身体に向けて八つ当たりする行為である。関係が壊れることを恐れて対立を嫌がり、相手に激しい感情を向けることを押さえ込もうとする患者たちは、常に自分さえ我慢すればそれですむと考える。あるいは、排出型の患者は、しばしば同胞をいじめ、相手を我慢させて自分が鬱憤晴らしをすることに痛痒《つうよう》を感じない。しかし、期待感が傷つきやすい患者はいつも、怒りが爆発する臨界点にある。そして、そこに自分の感情を刺激する何かの不快があると（それはしばしば自分自身や親たちからもたらされるが）、患者は、不快を自分にもたらした自他に向けて感情を爆発させることを抑え、怒りを自分の道具的な身体に、すなわち手首に向けて静かに爆発させる。そうすれば、患者にとって「無価値な」自分の身体は傷ついても、自他を傷つけずにすむと考えるからである。

これへの対処は、正当な批判を自他に向け、問題点を改善するために反省の時を持ち、知恵を自他に求めて手を貸し合う姿勢を身につけさせることである。そのためには、創造というものが持つ力を、患者は知る必要がある。これは、治療者と課題解決のセッションを繰り返して持つことで、体験的に得ることができる。

5　同世代者との真の交流

(1)「変人」とは「ユニークな人」のことをいう

理想主義的な摂食障害の患者は、同世代者の自然な幼さや無垢さ、天真爛漫ぶりを蔑《さげす》み、嫌悪してきた。しかし、その背後には、信頼し合い、仲睦まじい同世代者への嫉妬が込められている。

「変な自分」を補償するための「間違ったプライド」を持つ患者には、何が愛かわからず、何が信頼かわからないのである。ところが、同世代者の中には、そのような患者を厭わず、その変人ぶりに好感を持つ者も少なからずいる。世の中は必ずしも常識だけが有効で通用するとは限らない。むしろ非常識な人の中には、常人が何人かかっても成し遂げることができないユニークで貴重なことを成し遂げる者も数多くいる。

重要なことは、非常識さは世の中に受け入れられがたいことなので、常識をどれほどか身につけておかないとならない、ということである。その、ある程度成長を遂げた患者が昔の友達と再会を果たしたとき、患者は、かつても今も、自分がその人々に受け入れられていることに気づくことがある。あるいは、長い間内心で蔑んできた知り合いが、すばらしい愛情を自分に注ぎ込んでくれていたことを発見して感動する。そして、患者は、涙ながらに同世代者と和解を遂げる。そして真の、交流を持てるようになるのである。

(2) 痩せることで同世代者に差をつける必要性がなくなる

このとき、患者は、痩せて同世代者に勝ち誇るべき理由を失う。あるいは、太っている自分を恥じねばならない根拠がないことを知る。

症例　**必要とされることで物事のとらえ方が変わった**（24歳　女性）

「就職先が変わって自分を必要としてくれる人が現れ、それがどんどん増えていくと、『それに応えなければならない！』と思うようになり、それから自分が変化した。今は、仕事で自分を頼ってくれる人がたくさん現れた。すると、『食べることに何の意味があるか』という疑問が自分に向けられた。

以前と違うのは、自分が物事を肯定的にとらえて考えようとするようになったことです。家にいるよりも会社の人々と一緒にいるほうが楽しい。過食もそれによって救われている面があるし、娯楽の一種と考えるようになった。太りたくはないけれど、痩せていることに意味がなくなった。今はやりたいことがいっぱい出てきた」

症例　**愛す愛に生きるのが自分を生きることだった！**（19歳　女性）

「これまでの自分は目上の人の言いなりだったし、損得勘定ばかりだった。『自分は必要とされていない』『私なんか居なくてもいいのだ』と思っていた。だから、『あなたのおかげでとても助かった』と言われても、お世辞で言われているのだと思っていた。

ところが、ある人のエッセイに、『人のために何かするのは悪いことではないし、やがてよいものが戻ってくるかな』と思いながらやっていたら、『思いもかけず、人を愛することの幸せに気がついた！』と書いてあった。それを読んで、ものすごく感動した。

それと、もうひとつ、ものすごくよいことがあった。それは、新しい友達ができたこと。その子はいつも明るい笑顔の子で、怒るというイメージがまるでない。ネガティブな感じがまるでない。表情美人なだけでなく、太陽みたいに心底笑顔の子。その子みたいな笑顔になりたいと思った。お手本にしたいと思った。自分が何か、すごく変わろうとしている！

これまでの自分は愛されたくて、つくり笑いばかりしていた。でも、気がついた。私は愛したいのであって、心から笑いたい。『これからは自分を生きよう！』と思うようになった」

愛す愛を生きる人や、肯定的に前向きに生きる人に出会い、患者は、自分が何をしたい人間であるかに気がついた。自分もそのように生きたい存在だった。そのことを知った患者は、それまでのように他者に保証されようとすることを、つまり、愛されようとすることや自分に利益を得ようとすることを捨て去り、「人を愛そうとする、自分らしい自分を生きよう」と心に決めた。そして、そのように生きることで、自己存在を自分で保証することができることに気がついたのである。

◇　◇　◇

摂食障害の患者とその家族には、そこにあるよいものを「掻き集めて人には渡すまいとする衝動」が認められる。そして、何かよいものが欲しいときには、それに見合う何かと交換しなければならないと考える傾向が強い。そのため、お返しができる何もよいものが自分にはないと考える摂食障害の患者は、欲しいものや欲しい人を前にして自分から引き下がる。排出型の患者は、盗むか、道具としての自分の身体でそれを購《あがな》おうとする傾向がある。

それは、おそらく、患者とその家族の現実が、金銭だけとは限らない、「よいもの」に乏しい逆境にあるためであるらしい。そして、そのために余裕を失うのか、患者とその家族には、何かよいものを「つくり出す」という感性が働かない様子が認められる。

患者に「創造」という言葉とその意味を告げるとき、患者は決まって、「知らなかった！」と驚く。創造すれば、常によいものが生まれてきて、自他にあげるものにこと欠かない。また、こと欠かない自分が相手に何かをあげるとき、また相手から何かをもらうときは、ただ、心から創造の恵みに喜べばよい。そして、その上で交換するなら、よいもの、美しい人を寿《ことほ》ぎ、感謝すればよい。

あとがきにかえて

「羽のない天使たち」。

夫、窪田三樹男は、摂食障害の患者さんのことをそのように語っておりました。現在の状態がどのようであれ、「よくなりたい」、「よくしたい」という天使の魂をもっている彼ら、彼女らのあり方に深い敬意をもち、「彼ら彼女らに少しでもよくなってほしい、役に立ってほしい」と、癌で亡くなる直前までパソコンに向かって原稿を打ち込んでおりました。

そのパソコンの中に、夫が以前、摂食障害の患者さんのご家族にお伝えしたいことを手紙の形にして書きとめていたものが見つかりました。摂食障害が起きる仕組みや、摂食障害をどのように考え、どのようにかかわったらよいのかについて書かれております。これは、ご家族だけでなく、養護の先生方や、カウンセラー、職場の人たちなど、摂食障害の患者さんにかかわる多くの人たちにとっても、摂食障害を理解するうえでの一助となるのではないかと思われました。そこで、夫がここに書くはずだったあとがきに代えてこの手紙をのせたいと思います。

❑　❑　❑

……A子さんの心のあり方をまとめると、もしかすると、次のようであるかもしれません。これは、本人との面接で得られたもの、というより、他の摂食障害の子たちで、A子さんとよく似た人柄の場合にはこのようであった、ということです。

1　自己嫌悪

(1)「親に愛されない自分だから、人に愛される自信がない」と、摂食障害の娘さんは、しばしば訴えます。しかし、より根源的には、①「自分には、自分でもどうにもいやでたまらない自分がある」。そして、②「それを自分でも知っている」からこそ、③「人に愛される自信がない」というのが、より本質的な悩みであるように思われます。

(2) そのような恐れや脅えがあるために、彼女たちの対人関係は制約されており、人々の中に入ることがうまくできないのだ、と思われます。

(3) おそらくそれが、中心的な悩みなのではないかと推測されます。しかし、そのことだけは、誰にも知られたくない最終的な秘密として、本人に抱かれていて、自分でもどう扱ってよいのかわからない、最大の苦痛の種になっているように思われます。（その理由は、主に2で詳述しますが、本人が、「恥」や「自己嫌悪」に苛まれていて、「自分で自分を軽蔑していること」に関連しているようです。）

(4)　親のせいにしてはいるが、そうしてしまう自分であることがまた、自己嫌悪を刺激している可能性があります。なぜなら、そのような場合には、両親も、子も、どこかで意地を張り合うような、互いに共通する性格があるからです。もし、そうであるなら、そのことは、しっかりと受け止めて考えてみなければならない点ではないかと思います。

2　不満・怒り・恨み・嫉妬・独占欲

(1)　なぜ、本人が抑うつ的になるか（落ち込んでしまうか）といえば、要は、「親から十分に自分の気がすむまで愛されたかった」のに、「そうしてもらえなかった」と感じているからだと思います。これは、「見捨てられ抑うつ」と呼びます。親に見捨てられていて、愛されない子、の意味で、本人に寂しさを伴った深い抑うつ気分を生じさせます。

(2)　そのため、摂食障害の娘さんたちは、「また見捨てられるかもしれない」と脅えて、対人関係をほとんど持とうとしません。そして、万一、人を求めるときには、自分を「絶対に見捨てないでしょうね」と、その人に保証を要求するのです。

(3)　A子さんのそもそもの基本的な（少なくとも物心がついた頃の）人柄は、「親なら、何でも自分の思いどおりに、自分の期待するとおりのことを、すべてしてくれるのが当然だ」と思うような性質のものであったかもしれません。それは、「思い入れ*」と呼ばれる自己愛的な心の働きですが、しかしこれは、幼い頃であれば、誰もが持つ心です。

＊ 思い入れ　その人が、このようであってほしい、という自分の思いや願いがあって、なんらかの理由があると、深く吟味することもなしに、「そうだ！」とひとり合点してしまう。そして、相手が、自分の思い入れどおりに自分に接してくれないと、不愉快になって、不満を抱き、腹をたて、相手を攻撃したり、相手に幻滅したりする。しばしば、それは、自分自身に向けられることもあり、自己陶酔したり、自己幻滅（自分で自分を軽蔑する心の働き）したりする結果を生じやすい。

(4) 普通、そのような欲求は、それなりに満たされて正当な自尊心が確保されて、その一方で、成長するに伴って、他者を配慮することや自分と他者とが同等の権利を持った存在であることなどを学んでいくことによって、解決されていきます。

(5) ところが、その満足が不十分なままであると、それが尾を引いて、本人やまわりを苦しめる結果になります。

(6)　それは例えば、親が、あるいは同世代の子たちが、または本人にとって気になる人が自分を満たしてくれないと、自己愛的な人はその人に「幻滅」してしまい、不満や怒りを抱き、腹をたて、その人を嫌って、その人を避けようとしてしまう、ということを指しています。（ところが、この幻滅は、しばしばその人のことを深く吟味した結果である、とはいえません。これもまた、ひとり合点である場合が多いのです。）

(7)　この仕組みを親子関係から考えてみると、妹が生まれてからは妹に親の愛情を奪われた、と感じて失望しているかもしれず、元気がなくなっていき、一方では、妹に嫉妬して、親を独占したいという欲望が湧き、親に対しても妹に対しても、恨みを抱きがちになっているかもしれません。（ただし、その欲望は湧いて当然のものだといえます。なぜなら、本人からすれば、確かに乏しかったのですから。）

(8)　そのため、感情的になると大爆発して、相手を攻撃したり、あるいは意地を張って、親や妹に、あるいは自分にとって大切な人に対抗してしまいがちになります。

(9)　ところが冷静な自分に戻ると、「ああ、またやってしまった！　どうして私はこんなことをしてしまうのだろう」と、後悔して、そのようなことをしてしまう自分に改めて幻滅し、自己嫌悪や自己蔑視に陥り、深く落ち込んでいくものと思われます。

(10) このようにして、独占したいという欲求と自己嫌悪とが、自分の心の中で争い合っている二匹の犬のように、互いに相手のしっぽを噛もうとしてグルグルグルとめどもなく自分の意識に上がってきて、自分自身を苦しめ、苛んでいるのではないでしょうか。そして、その欲望も自己嫌悪も共に、本人の苦痛の種になっているのだと思われます。

3 客観的事実においては……

(1) お姉さんこそ、客観的に見れば、最も親に手をかけてもらった子であるかもしれません。妹さんはむしろ、比較すれば、お姉さんよりわずかなものしか与えられていない可能性すらあります。(しかし、その手は、自然に与えられたというよりは、本人が気難しくふるまうことによって、後追い的に・後打ち的に与えられていたかもしれません。)

(2) 姉と妹との違いは共に、本来は同じ性格(おそらく天真爛漫)だが、姉のほうは親からもらう愛情が不足していることに我慢が効きにくく、妹のほうはそれが効く、ということかもしれません。

(3) それと、もうひとつの姉と妹との違いは、お姉さんのほうは物事の否定的な側面に目がいきやすく、妹さんはありのままを見るか、または肯定的な側面を見る、ということであるかもしれません。次を参照してください。他の子の実際例です。

症例　いつもお父さんの帰りが遅いので、お母さんは不満で、子どもの前で文句を言ったり、愚痴をこぼしたりする。（それ自体は、自然なことだと思います。）

①否定的側面「本当に、お父さんはお母さんのことをどう思っているのかしら」
②肯定的側面「でも、そのほうが気楽でいいわ。好きなことしておれるしね！」

このような言葉がお母さんの口から発せられたとき、お姉さんは、もっぱら①の否定的側面に注意が向き、「お父さんとお母さんはうまくいってないのじゃないか」と、心配になってしまいます。一方、妹さんは、①と②の両方を聞いているか、もっぱら、②の肯定的側面に関心が向かって、「あ、なーんだ」と受け止める。つまり、お姉さんは心配性で、悲観的になりやすいが、妹さんのほうはリアリストであるか、楽観的になりやすい、ということだと思います。（ただし、お姉さんは、愛に不足していて、「寂しい子」であるが、妹さんは場合によると、過度に冷静になってしまって、心中深く、「哀しい子」になっていくことがあります。そのような姉妹にとって必要なのは、現実をしっかりと見極める「目」と、自分をふるいたたせる「夢」と、それを実際に手に入れていくための「能力」です。その能力は、このような悩みを理解できる人々が、本人たちを支えて養育的に接していくことで培っていくことができると、私は考えています。なぜなら、これまで、よくなっていった子たちの大多数がそのようなコースをたどっているからです。)

(4) このような仕組みのもとで、お姉さんは、悩んでいそうなお母さんをわずらわせまいとして(お母さんに嫌われたくないからであろうと思いますが)、自分の「甘えたい」欲求を押さえて、みずから取り下げて「よい子」を演じていきますが、結局は「寂しくて」「不満で」「怒っていて」「妬んで」「いじめたくて」「独占したくて」「大爆発して」……、しかも、そのような自分がいやでいやでたまらなくて、そのような自分だし、そのような自分だということを自分自身が知っているからこそ、「自分は誰にも愛されるはずがない」と思い込み、自信を持つことができなくなっていく。しかし、本当は、「甘えたくてしかたのない子」であって、でも一旦甘えると歯止めが効かなくなりそうで怖いから、自分に対しては常に抑制をかけ、人に対しては過剰に警戒して、人と自然な交流を持つことができにくいのです。(そして、それらのすべてが苦痛なのです。)

(5) こうして、娘さんの心と態度には、「よい子」と「悪い子」とが生じていきます。その際、「よい子」のほうは、しぶしぶやっているのだから、自分でも好きになれません。一方、「悪い子」のほうは、「よい子」以外のすべての自分がその中に含まれてしまっているので、「よい子」にしていないときの自分はすべて「悪い子」なのではないかと疑っていたり、「悪い子」なんだと勘違いしてしまっています。その結果、いずれの自分であっても、自己嫌悪に苛まれてしまうのだと思います。つまり、否定的な自己のイメージがつくり上げられていくのです。

(6)　だからこそ、ここに、本人に、どうしても認識してもらわなければならない点があります。それはつまり、本人が自分で「悪い子」かもしれないと誤って把握している、その中にこそ、本来の発達して展開していくべき、「正当な自分」「自分らしい自分」があるのだ、ということです。もちろん、その中には、人間的な弱点や問題点も含まれているでしょう。それらは、解決されていかねばなりません。しかし、大切なものをそうでないものと一緒くたにして自分で見下げてしまうのは、とんでもない間違いです。

(7)　これが、なかなか表に出てこないのは、先に説明したように、本人自身がそれを「悪い子」かもしれないと疑っていて、みずから押さえ込んでしまっているからです。その「本来の自分」は、みずから鍵をかけた「自分の檻」の中で、声にならない声で叫んでいます、「どうしたらいいの」と。

(8)　このようにして、本人は、その声に突き動かされながら、自分では人から期待されない「悪い子」と思っている自分（本来の自分が含まれている自分）の部分と、人から期待されるであろう「よい子」である自分の部分とに引き裂かれて、「わからない！　わからない！」と、悶え苦しむことになってしまう。どちらの自分をとっても確信がないからです。

このようなことが、A子さんの心の中で生じているのではないでしょうか。

しかし、このように相手の不満や苦痛を敏感に察知して、一番はじめに選ぶのが、自分を押さえてその人を苦しませないでおこうとすること、であるような、他者の心に敏感な人間が、一体どうして「悪い子だ」などといえるのか。そして、どうして人々は、本人も含めて、そのことに気がつかないのか、不思議でなりません。

4　それでは、「愛情の不足」とは、一体、何なのか

小咄をひとつ。

宿にお客さんが着きました。

そこで、亭主がお客さんをもてなそうと、客に尋ねました。

「お客さん。風呂は、熱いのが好きですか。それともぬるめがいいですか」
するとと、客はこう答えました。
「ちょうどいいのがいいです」

❏　❏　❏

夫は日頃、「自分の仕事が、一ミリでも、世の中をよくすることに役立てたら」と願いつつ、誠心誠意、精神科医としての仕事に打ち込んでおりました。癌が発見され、ステージⅣと告げられたときも、後に続く患者さんたちやご家族のために、なんとかこれまでに自分が学んだことを活かしたい、この本をまとめあげたいと、病床でも日夜原稿に向かい、また、そのために、少しでも長く生きる可能性を求めて、二十三時間半にわたる大手術にも挑戦しました。しかし、その後、平成二十一年五月十二日に、残念ながら向こうの世界に行ってしまいました。

呆然としている私に、夫の敬愛する先輩で、日本精神衛生学会理事、日本社会精神医学会理事の武内徹先生が、夫の原稿をまとめることを励まし、出版に向けていろいろとご尽力くださいました。この本が日の目を見ましたのは先生のおかげです。心から御礼申し上げます。

また、夫が心の中でひそかに父のように慕っておりました元石川県立高松病院院長の道下忠蔵先生、夫の恩師で、金沢大学名誉教授の山口成良先生、日頃、志を同じくする精神科医として親しくさせていただいていた柴田樹先生、大岸敬明先生、小野江信介先生、上谷博宣先生、炭谷信行先生、谷野亮爾先生、辻幸江先生、松岡宗里先生、明橋大二先生、石川県立高松病院の元総婦長、大野満枝様、全国的なスクールカウンセリング事業が普及するずっと以前からその重要性に理解を示し、夫をスクールカウンセラーとして参加させてくださいました富山県立高岡高等学校の校長、澤中幹夫先生、同元校長、小野田裕司先生、夫の出身校の富山県立富山中部高等学校の元校長、加藤敏久先生、また、夫が勤務しておりました厚生連高岡病院院長の駒井杜詩夫先生、事務長の玉井真様はじめ、おひとりおひとりのお名前はあげ尽くせませんが、本当に多くの皆様方がいろいろと励ましてくださいました。心から有難いと感謝しております。

皆様のおかげで、なんとか心を奮い立たせて、夫が書き残した原稿をもとに、残された膨大なデータの中から関連するものを拾い出し、付け加えたり削ったりしながら、どうにかひとつの形にいたしました。ただ、私の至らなさゆえに、不備不足なところが多々あるかと思います。読者の皆様、どうかその点はお許しいただきたいと存じます。

思い起こせば、夫がこの本を書き始めたのは二十数年前になります。石川県立高松病院に勤務していた頃に名古屋大学に内地留学させていただき、同名誉教授、笠原嘉先生の下で学ばせていただきました。その後、夫は、私の恩師で、今は亡き元お茶の水女子大学教授の松村康平先生に出会い、そして先生が創始された関係学の考え方に出会い、「摂食障害の仕組みや治療の方向性がすっと見えてきたような気がする」と喜んでいたことを思い出します。以来、学会誌に投稿したり、臨床のかたわら、こつこつと原稿を書き溜めていました。そして、三人の子どもの子育てと舅姑の介護のために結婚以来ずっと専業主婦をしていた私に、「次の世代の子どもたちのために、これから、ふたりで一緒に臨床をやっていこう」と言って、臨床心理士になることを勧め、さらに、子どもの心の発達と親との相互作用を深く理解するために、金沢大学大学院の博士課程で学びなおすことも積極的に応援してくれました。それらのことが、今、こうして夫の原稿をまとめるうえで多少は役立っているのかと思います。ほんとうに人生って不思議だと思います。

今、眩しいくらいの太陽が昇っています。夫が病を得てから、早朝よく一緒に散歩しました。「気がつけば、こんなにも素敵な世界に生かされているんだね」と、ふたりで話していたことを思い出します。

最後に、ここで述べましたような事情にもかかわらず、出版を快く引き受けて下さり、本書をこのような立派な体裁でまとめていただけましたことは、星和書店の石澤雄司代表取締役社長と、編集部の近藤達哉様のひとかたならぬご尽力の賜です。丁寧に読み込んでいただき、多くのご助言をいただきました。深く御礼申し上げます。
そして、夫はおそらく、患者さん、ご家族の方々に、心からの感謝と応援のことばを伝えたがっていると思います。夫はいつも心の中であなた方と一緒にこの本を書いていました。みなさま、ありがとうございました。そして、これからも「知恵」と「勇気」の天使の羽を持って、ともに生きてまいりましょう。

窪田　庸子

平成二十二年九月

索引

Anorexia Nervosa …… x
Bulimia Nervosa …… x
dyadic …… 171
Eating Disorders …… x
monadic …… 171
triadic …… 171

【あ】

愛 …… 74・116・130・175・180・202・205・212
愛す―― …… 217
慈しむ―― …… 130
――の欠落感 …… 31
守り育てる―― …… 205
無償の―― …… 12・68・183
「愛す」とは …… xxxiii
相手優先 …… 99
悪魔主義 …… 15・45・60・103・163・182・199
足踏み状態 …… 63・98
焦り …… 64
あなたが幸せになると私は幸せになる …… 179・183・185
甘え …… 26・78・94・204
甘えすぎ …… 97
甘え下手 …… 26・197
あらかじめ傷ついておく …… 145
アレキシサイミア（感情失読症） …… 59
安心感 …… 47・50・166
「言えない」理由 …… 134
怒り …… 12・41・49・57・110・136・143・202
生きている実感 …… 46
生きる
――意味 …… 115・145・181・191
――価値がない …… 22
――ことの空虚感 …… 31

——ことの無意味感……90
——喜びのなさ……55
いじめ……4・57
いじめられ体験……4
異性（との）関係……59・148
依存……3・16・39・40・45・55・98・120・127
異性への——……149・212
親への——……7・9・16・27
依存関係……78・116
依存心……15・57
依存性……26・54・55・77・88・120・135・150・181・182・208
依存対象……40・123
依存的……153
依存的な両親……8
一段低い自分……96
一段低い人間……150
一者的……170
一方的なコミュニケーション……133

居ても居なくてもよい……85・91・94・130・150
居てよい……12・29・86・92・101・109・120・157
居なくてよい……6・41・91・95
失われていた絆……53
嘘……39・47・61・68・88・113・167
嘘・ごまかし……10・42・114
うつ……41
裏切られ体験……3・157
「裏切る」というのは……89
裏腹な行動……63
裏腹な態度……95
恨み……41・58・137
演技……31・34・62・67・98
演技性……24・55・65・88・109・112・134・182
演技的……152
演技的な親……12・15・24・58・59・61・69・73・75・81・87・90・94・98・100・109・111・113・114・115・117・125・126・129・130・132・147・192・206・213

援助交際……190・213
オープンマインド……176
お節介型……127
思い入れ……105・180
親役割……81・114・126・129

【か】

外見……4・33・65・75・88
回避性……22・25・55・61・72・74・76・85・88・93・119・124・133・134・141・142・146・166・182・209
回避的……10・25・44・71・103・152・181・199・205
加害者……55・118・199
——意識……76
過食……30
勝ち負け……17・98・118・150・178
格好……57・62・109・110
壁……37・150
我慢・頑張り……10
殻……6・58・160・170
体からもっていく……66
関係学……170
完璧さ……11・38
完璧主義……31・80
期待感……13・25・29・37・41・56・89・93・141・160・173・214
相手への——……89
自分への——……89・92
期待はずれ……55・167
——な親……163
——な自分……6・37・163・180
期待はずれ感……62
親への——……30・90
自分への——……30
汚い自分……35・62
汚い食欲……32・35
汚い身体……32・35
ギブアンドテイク……12・183
救難信号……25・47

境界性……10・21・41・53・63・88・93・115・131・208
境界的……8・41・44・81・102・134・151・181・208
競争主義……142・144
強迫行為……38・82
強迫症状……38
強迫性……10・53・80・82・89・98・109・111・112・122・135・181・213
強迫性の痩せ……28
強迫的……10・44・83・137・141・153
強迫的な親……12・15・19・24・26・39・58・59・61・65・69・71・73・78・82・83・87・90・91・94・98・100・111・113・116・118・119・120・121・126・127・128・129・131・132・133・154・192・206・213
強迫的防衛……38
拒食……21・29
虚の回廊……175
虚無感……86・90
空想の世界……5・6・16・18・39・67・68・75・92・131・186
口下手……26
窪田三樹男……172
警戒心……75・97・151
潔癖性……80・82
言語的表現……24
見当はずれ……86・208
攻撃的防衛……123・133
子育て……120・128・132・147・211
言葉……24
この自分……8・34・70・99・102・104・156・168・191・194
ごまかし……33・35・50・68・69・199
孤立……58・93・94・122
孤立無援感……6

【さ】

罪悪感……16・28・43・50・54・55・61・76・80・82・83・103・118・128・186

猜疑心……56・155
寂しさ……31・36・64・65・119・143
さらけ出すこと……155・167・179
三者的……171
資格がない……73・95
しがみつき……78・116・129
自己愛……6・10・25・58・71・81・105・118・141
自己愛性……22・56・67・88・117・134・166
自己愛的……5・62・70・92・104・118・131・135・140・151・181・199
自己存在の無意味感……41
自己イメージ……18・104・156
自己客観視……166・168
自己嫌悪……35・88・102
自己顕示欲……144
自己肯定願望……21・198
自己実現……45・70・157
自己主張……143・209
自己受容能力……168
自己存在の無意味感……86・92・195
自己中心的……44
自己懲罰……43
自己懲罰的……48
自己破壊的……42
自己否定……13・30・32・152
自己否定感……13・18・22・24・26
自己否定衝動……29・53・198・212
自己評価……85
自己表現……23・24・209
自己変革……168
自己防衛的……18
自己満足……5・29・39・46・50・62・67・75・81・92・118・144
思春期……65
自傷行為……49
自信……4・11・23・26・31・38・40・57・60・65・81・85・87・88・98・146・147・159・193・196・211
シゾイド性……58

自尊心……23・34・46・147・151・169
失調型性……74
嫉妬……136・141
嫉妬心……62・73・140・156
似非倫理……82
自分との取り組み……29
自分優先……15・99・117
自分を生きること……217
自由……210
——の喜び……181
受診の動機……163
純粋さ……10・44
純粋志向性……80・183
純粋志向的……53・213
浄化……47
症状の意味……21
贖罪型……128
食欲……22・53・80・191
女性性……55・98・211
自立……181
人格傾向……21・55・59・109・151
患者の——……53
両親の——……109
神経性大食症……x・7・9・15・103
神経性無食欲症……x・7・10・80・102
「信じる」とは……3・89・153
親切……12・78・160・199
親切心……11
身体……5・21・24・48・147・180・190・192・212・214・219
身体的表現……24
信頼……66・117・124・129・131・135・156・160・167・173・175・180・183・195・215
正義感……81
制限型……x・8・10・21・23・24・26・28・53・55・80・96・139・148・149・163・167・212
生命の対話……191
性役割……97・147

世間……10・22・24・65・81・112・116・120・122・125・130・159・176・178・189・197・206
世間体……117・126
世代間伝達……112
セックス……187・190
摂食障害の類型……x
洗脳……62
全能感……79・92
創造……16・35・91・124・142・181・215・219
創造性……188
創造的な関係……141
創造的な存在……92
存在意義……24
存在価値……12・23・24・31・66・81・91・101・139・155
存在感……11・29・86
存在基盤……115・120・121・197
――の脆弱性……85

【た】

ダイエット……28
代償……5・38
――機制……83
――行為……74・82
達成感……47・83
堕天使……55・182・189・190
食べ吐き……33
ダメな子……151
――意識……88
ダメな自分……30・32・34・46・87・96・149
ダメな存在……63・131
ダメ人間……16・43・91
知恵……103・184・203・214
知恵と勇気……170・181・182・184・189・191・199
調子（テンション）……40
治療
――課題……105・166

――関係……169
――手順……168
――の実際……173
――の中心的課題……179
――の場……176・184
――の方向性……180
治療者の対応……166
体裁……126
天使主義……7・10・11・13・16・103・163・182
投影……6・63・140
投影同一視……56
投影同一視的……178
道具化……98・190
統制型……125・126
同世代者……37・53・62・69・104・139・142・144・157・215
同世代者間……23・66
同世代者との関係……58・69・70・93・95・139・159・169
同世代の子ら……25
同胞……3・56・62・78・128・137・214
――（との）関係……94・136
独自性……87
独占欲……45・73・140
特別扱い……70・145
取り越し苦労……100・112・126・131・207・209
ドロドロ……34・137・157

【な】

「治る」ということ……170
仲間はずれ感……93
仲間はずれ状態……27・47・64・69・93
中身……4・5・14・24・29・33・57・60・65・88・153・167・193
二者的……170・205
盗み……18・54・61

【は】

配偶者役割……81・126・129
排出型……x・16・27・32・34・36・45・54・96・139・148・149・163・167・175・176・183・199・212・214・219
配慮……3・117・127・131・135
配慮性……44
発症の契機……3
発症の仕方……5
発症の仕組み……3
パニック……38・77・82
パラサイト……55・149
反社会性……10・54・55・60・76・82・88・113・181・182
反社会的……18・96・103・114・151
判断基準……116
——の脆弱性……86
判断力……42・87・116・132
反発心……69・71・142
半歩の勇気……197
被害者……4・16・55・199
——意識……4・57・76・118・136
被害念慮……56
ひきこもりがちな自分……22
ひきこもり状態……59
ひきこもる……6
非常識さ……216
ヒステリー性の失声……143
非生産的……80・83
必要とされる存在……193
必要にされない存在……193
否定され体験……4
否定的……41・69・97・165
——な感情……137
——な自己像……85
——な存在……21・32
人に勝ちたいという心性……69

人に面倒を見てもらう型……77
人の目……4・66・86
人の面倒を見る型……77
ひとり合点……45・72・96・128・139・178・199
ひとり合点的……11・39
ひとりぼっち……37・62・67・73・111・123
ひとりぼっち感……31・64・115・121・125・159
ひとりよがり……42・68・146
非排出型……x・16・55・79・96・139・148・150・163・167・199・212
批判精神……34・71・73・75・134・142・146・169・200・205
肥満……32・55
——恐怖……x・30・53
秘密主義……6・31・40・58・64・150・154・166・173・176・178
不安……37・38・64・122・123・127・131・159・165・195・197・206
ファンタジー……111・179・181・182
不潔恐怖……82
不信感……57・75・89・110・117・139
不戦主義……142・144・146
舞台裏での治療……176
負の回廊……173・176
不満……49・100・119・129・144
不満感……143
不要な存在……6
プライド……71・97・98・103・149
分離的類型……171
平和主義……142・144
変な子……95
——意識……150
変な自分……215
変なプライド……5・29
防衛……28・64・65・113
放置型……126・128
方便の自分……65・70・99・102
欲しい！欲しい！モード……213

補助自我……166
本当の自分……8・70・99・102・104・156・168・190・192・194
本音……49・99・121・142・143・156

【ま】

マイナス思考……38・41・72・73・75・94・97・103・127・177
魔術的な思考……18・74
間違ったプライド……67・70・71・166・215
間違ったやさしさ……76・181・198・200
自分への――……4・57・61・72・76・90・124
人への――……76
松村康平……171
万引き……61・213
見返り……12
味方……37・62
見捨て……63・93
見捨てられ……63・93
――不安……32・63・65・78・116・127・134・149・159・208
見せかけ……30・109・182
――の関係……59・153
――の人間関係……154
見習い天使……184
無茶食い／排出型……x・9・10・22・23・24・26・27・28・32・33・36・54・55・81・96・139・144・148・149・163・167・176・192・212
むなしさ……31・59・131
無能感……41・79
無能さ……146
無能な自分……81・134・156
無力感……14・25
無力な自分……13・28
目立つこと……24
面倒見……77・182
面倒を見られる型の依存……3
面倒を見る型の依存……3

妄想性……56
妄想的な自分……44
もうひとりの自分……33・99・102・104
問題行動への対処……211
問題の解決……13・76・154・181・203
問題の解消……61・181

【や】

役割意識……110
やさしさ……11・14・76・152・182・198
——の面倒見……157・181・199
痩せ願望……x・21・53
痩せることの意味……4・21・53
優越感……11・23・67・151
優劣……17・118・178
行きずりの性交渉……212
ユニークな人……215
ユニークなもの……11
よい子……7・8・15・62・65・70・74・97・99・126・206・208
よい人……19・67・86・88・97・101・120・154・157
よい評価……86
抑うつ気分……48・181
よけいな気遣い……27・31・61・72・78
弱い自分……21・40・72・145・146・153
世渡り……19・32・136

【ら】

リストカット……43・50・214
理想主義……8・81・131・144・181・182
理想主義的……42・101・139・206・215
理想の自分……21・32
両親の対立……8・13・123
吝嗇……82
倫理道徳観……80・98・121・127
倫理道徳的……82・122
劣等感……17・22・24・67・73・88・144・146・151・159

【わ】

わかってもらうこと……167
わかられてしまうこと……167
わかり合いのためのコミュニケーション……66
悪い子……8・15・17・65・70・99・126

○神経症に対する漢方製剤の臨床的効果. Progress in Medicine, 14；2804-2812, 1994.
○不安神経症と柴朴湯. 現代東洋医学, 17(2); 183-186, 1996.
○〈漢方トピックス〉不安神経症と漢方治療－証と自己類型－. MEDICAMENT NEWS, 1518；9, 1996.
○神経症に対するツムラ柴朴湯の臨床的効果. JAMA〈日本語版〉, 26(6)；136, 1997.
○児童・青年の精神科漢方治療. JAMA〈日本語版〉, 1998年9月号；28-29, 1998.
○不安神経症. 週間朝日, 1998年4/5号増刊号, 漢方；101-102, 1998.
○思春期のメンタルヘルスと漢方治療の実際. 毎日ライフ1999年3月号；100-104, 1999.
○発達的自己と停滞的自己の諸相, 関係学研究, 24(1); 19-30, 1996.（窪田三樹男・庸子 共著）

●

窪田庸子（くぼた ようこ）

1951年　富山市に生まれる
1973年　お茶の水女子大学理学部生物学科卒業
1998年　金沢大学大学院修士課程修了（教育学研究科学校教育学専攻）
2007年　金沢大学大学院博士課程修了（社会環境科学研究科）・学術博士、臨床心理士

●著者紹介

窪田三樹男（くぼた みきお）

1949年　富山市に生まれる
1976年　金沢大学医学部卒業・医学博士
金沢大学医学部神経科精神科へ入局、石川県立高松病院精神科を経て、厚生連高岡病院精神科診療部長
2009年5月12日没

専攻は児童・青年期精神医学。摂食障害をはじめとする思春期前後の問題や家族の病理、漢方医学を専門とする。

論文

○慢性ネコの汎性視床皮質投射系と黒質線状体系に及ぼす向精神薬の影響－睡眠・覚醒周期別の検討－. 金沢大学十全医学会雑誌, 102(6); 728-748, 1993.
○停滞的自己とその相変換. 関係学研究, 21(1); 7-18, 1993.
○精神疾患と関係構造の停滞性－神経症性抑うつの関係病理－. 関係学研究, 22(1); 74-75, 1994.
○関係構造の崩壊と精神疾患の発症. 関係学研究, 23(1); 20-28, 1995.
○不登校への関係学的接近. 関係学研究, 24(1); 38-39, 1996.
○分離的類型の概念－摂食障害の事例から－. 関係学研究, 25(1); 7-18, 1997.
○摂食障害における分離性について. 関係学研究, 25(1); 46-47, 1997.
○自己臭症における分離性について. 関係学研究, 26(1); 46-47, 1998.
○摂食障害の自己・人像と身体像の関連－否定的な自己・人関係の身体を介する肯定化の試みとその膠着化－. 関係学研究, 29(1); 7-17, 2001.
○自己愛性と演技性からみた摂食障害の病理と治療－「身体と取り組む段階」と「自分をさらけだす段階」. 関係学研究, 30(1); 7-20, 2002.
○神経症の漢方療法－DSM Ⅲと証－. 現代東洋医学, 14(4); 508-513, 1993.
○神経症に対するツムラ加味帰脾湯の効果（TUMURA MEDICAL INFORMATION No.190). JAMA〈日本語版〉, 15(9); 40, 1994.

羽のない天使たちへ
摂食障害の病理と治療

2010年12月6日　初版第1刷発行
2011年2月7日　初版第2刷発行

著　者　窪田三樹男・窪田庸子

発行者　石澤雄司

発行所　株式会社 星和書店

東京都杉並区上高井戸1-2-5　〒168-0074
電話　03（3329）0031（営業）／03（3329）0033（編集）
FAX　03（5374）7186（営業）／03（5374）7185（編集）
http://www.seiwa-pb.co.jp

　Printed in Japan　ISBN978-4-7911-0754-4

パーソナリティ障害 治る人、治らない人	M.H.ストーン 著 井上果子 訳・監訳 田村和子、黒澤麻美 訳	A5判 456p 3,900円
境界性パーソナリティ障害 サバイバル・ガイド BPDとともに生きるうえで 知っておくべきこと	A.L.チャップマン、 K.L.グラッツ 著 荒井秀樹 監訳 本多篤、岩渕愛、他訳	四六判 384p 2,400円
境界性パーソナリティ障害 最新ガイド —治療スタッフと家族のために—	J.G.ガンダーソン、 P.D.ホフマン 編 林 直樹、 佐藤美奈子 訳	四六判 328p 2,600円
マンガ **境界性人格障害& 躁うつ病 REMIX**	たなかみる 著	四六判 196p 1,600円
マンガ **リストカット症候群から 卒業したい人たちへ**	たなかみる 著	四六判 192p 1,600円